局方选讲

王世民
韩仲成
白小丁
编著

山西出版传媒集团　山西科学技术出版社

图书在版编目（CIP）数据

局方选讲 / 王世民，韩仲成，白小丁编著 . — 太原：
山西科学技术出版社，2019.9

ISBN 978-7-5377-5793-5

Ⅰ . ①局… Ⅱ . ①王… ②韩… ③白… Ⅲ . ①方剂学
Ⅳ . ① R289

中国版本图书馆 CIP 数据核字（2018）第 233774 号

局方选讲

Jufang Xuanjiang

出　版　人	赵建伟	
作　　　者	王世民　韩仲成　白小丁	
策　　　划	赵建伟	
责 任 编 辑	郝志岗	
封 面 设 计	吕雁军	

出 版 发 行　山西出版传媒集团·山西科学技术出版社
地　　　址　太原市建设南路 21 号　邮编：030012
编辑部电话　0351—4922072
发 行 电 话　0351—4922121
经　　　销　各地新华书店
印　　　刷　山西基因包装印刷科技股份有限公司
网　　　址　www.sxkxjscbs.com
微　　　信　sxkjcbs

开　　　本　720mm×1020mm　1/16　印张：17.5
字　　　数　246 千字
版　　　次　2019 年 9 月第 1 版　2019 年 9 月太原第 1 次印刷
书　　　号　ISBN 978-7-5377-5793-5
定　　　价　45.00 元

本社常年法律顾问：王葆柯
如发现印、装质量问题，影响阅读，请与发行部联系调换。

前言

　　本书由我和韩仲成、白小丁师徒三人合作写成。写作的原意是作为讲座和科徒用的一个讲稿，主要选择药味较少又实用或有代表性的方剂，但不包括出自《伤寒杂病论》的经方，因为古今贤达、注释经方者甚多，笔者功力不够，不敢置喙，只得割爱。收录的方剂按照拙作《局方别裁》整理过的格式和内容，用现代方剂学通用的模式，即组成、用法、功能、主治等四项，另加"按"和"集解"两项，按的核心内容较系统地解析方剂的组成和配伍关系或特点以及临证应用和笔者对该方的认识、体会，间有一些病案插入（多为韩仲成大夫之病案），征引文献尽量列出有关医家的方论、药论。因为在笔者看来，方与药是"鱼水之情"，不能相离，"讲方离不开讲药"，"讲药离不开讲方"，必须互相印证，才能真正诠释方剂或中药。笔者的处女作——《中医方药手册》，就是把方、药当作一个名词使用了。本《选讲》对某些药物在每个方中反复讲解，甚至对某些药物有关的典故和品种来源都费了不少的笔墨，请读者谅解，此举并非"炫耀"，而是想把我们一点体会和相关知识贡献给后来者和同道有一个相互交流讨论切磋的机会。又因为本书原来是作为讲稿使用，所以各方的内容有的多，有的少，这是根据我们学习、运用体会的深刻与否和参阅文献资料的多寡而定，文字也多如口述，未加精心地修润。

　　关于集解，是模仿《本草纲目》中对每味药的"集解"项而来，它的功能是补充前些项目中某些不足，我们师其法，征引前人有关著作中对该方剂的方解和药物功用的不同见解，以助学者对该方剂较为全面地了解或理解，但并非表示笔者对其高论的赞同或反对，仅供作为学习和临证的参考。

众所周知，古今度量衡的变化可谓不小，而且古籍方剂的计量单位也不统一，本《选讲》中的用量是照录拙作《局方别裁》一书，并略有补订，整理如下，以便查阅。

《局方》原书中方剂的计量单位很不一致，有用斤两者，有用升斗或个数者，我们均换算成克（参见表 1、2），换算依据系高等中医药院校教材《方剂学》1985 年版的附录，即宋代 1 两 =1.193 两（市制）=1.193×31.25 克 =37.28 克，尾数的处理取小数点后一位，按照"四舍六入五留双"的原则进行取舍。因为目前药房常用的计量单位是克，方剂中凡以斤计者，则先折算成两，然后再换算成克，如 5 斤 6 两 =86 两 ×37.28=3206.08 克；若是斗、升、合（音 gē）为单位，液体药料参照《世界知识手册》的方法，固体药料如杏仁、桃仁、半夏等，则参照张凤池先生《中药古方用量折合今制考》中的数据，先折合成两，再照前述的附表"对号入座"地进行换算。我们认为这样换算一是符合当前的临床实际，二是误差也较小。

表1《局方》方剂重量换算表

单位	折合公制（克）	单位	折合公制（克）	单位	折合公制（克）
一分	0.3728	八两	298	一钱	4
一钱	3.728	九两	336	二钱	7
一两	37.28	十两	373	三钱	11
二两	75	十一两	410	四钱	15
三两	112	十二两	447	五钱	19
四两	149	十三两	485	六钱	22
五两	186	十四两	522	七钱	26
六两	224	十五两	559	八钱	30
七两	261	十六两	596	九钱	34
10厘 =1分　10分 =1钱　10钱 =1两　16两 =1斤					

表2《局方》方剂容量换算表

10撮 =1勺	10勺 =1合	10合 =1升
10升 =1斗	5斗 =1斛	2斛 =1石
1升 =0.66市升 =0.66公升 =660毫升		

古代方书，用药计量，除用铢、两及升、合之外，还有尺、握、把、勺、斛等者，上表中已有些可供参考。《局方》成书于宋代，还有分、份、盏的计量方法，今将十卷本《太平惠民和剂局方》（刘景源点校，人民卫生出版社1985年版）所附的《指南总论》中"论合和法"一节有关计量的内容，摘编如下，以供参考。

分的解说：书中凡言等分者，非分量之分，即诸药用量皆等同也。

分的剂量折算

1 分 =2 钱半 =9 克

1 两 =4 分 =36 克

1 斤 =16 两 =596 克

1 大盏 =1 升 =660 毫升

1 中盏 =5 合 = 半升 =330 毫升

1 小盏 = 约 3 合 =220 毫升

1 升重量约合 7 两 7 钱半 =280 克

计量问题虽然解决了一部分，但仍有很多问题，如服用量"每服二大钱"，二大钱该做如何解释，两大钱是多少，还有服法有"点服""通口服"等，都是什么意思，等等，都有待研究考证，限于我们能力和时间，无法完成，只能说是遗憾了，并祈读者见谅。

　　　　　　　　　　　　　山西中医药大学　王世民　戊戌年仲夏

目　录

一 解表剂

三拗汤

【组成】

甘草不炙　麻黄不去根节　杏仁不去皮尖

【用法】

上等分，㕮咀为粗散，每服五钱（19克），水一盏半，姜五片，同煎至一盏，去渣，通口服，以衣被盖覆睡，取微汗为度。

【功能】

宣肺解表。

【主治】

感冒风邪，鼻塞声重，语言不出，或伤风伤冷，头痛目眩，四肢疲倦，咳嗽多痰，胸满气短。

【按】

本方从组成药物的麻黄、杏仁、甘草来看，即《伤寒论》麻黄汤去桂枝；麻黄杏仁甘草石膏汤去石膏，与《金匮要略·杂疗方》治"救猝死，客忤死"的还魂汤全同，但用量有异。方中麻黄味苦辛性温，为肺经专药，能发越人体阳气，有发汗解表、宣肺平喘的作用，所以是方中的君药。本证之喘，是由肺气郁而上逆所致，麻黄能上行而散，再配降肺气、散风寒的杏仁为臣药，同麻黄一宣一降，增强解郁平喘之功。甘草既能调和宣降之麻杏，又能缓和麻黄的峻烈之性，使汗出不致过猛而伤耗正气，有使药而兼佐药之义。全方宣肺解表，疗效可靠。现代常用本方治疗外感风寒所引起的咳嗽及哮喘，简便有效，并在此基础上根据病情随证加味。

笔者用本方治疗小儿肺炎，取其开肺止咳，涤痰定喘。因为三拗汤属于宣肺开闭法，适用于肺闭邪偏于表，其目的是使邪从外来，仍从外解。痰多，加紫菀、桔梗、苏子、半夏。

临床还常用三拗汤加味，治疗伤风咳嗽，症见头身疼痛，鼻塞声重，流清涕、喉痒，咽部微充血，咳嗽，吐白色泡沫痰，纳差神疲，苔白脉浮，证属外感风寒，肺气不宣。方药：麻黄6克，杏仁10克，桔梗10克，蝉衣6克，陈皮10克，甘草6克，水煎服。嘱其服药后覆被而卧，进热粥，一服得微汗，热退，形寒解，头身疼痛减半，咳痰稀少，守方再剂痊愈，尤多用于秋冬季的患者。

丁济民、周保康报道以三拗汤为主，邪实寒重者加哮喘丸，并根据辨证施治，治疗哮喘281例。结果：显效21例，有效202例，无效25例，疗效不详33例，近期有效率为79%。有效病例一般在服药6~9剂后见效，对病程长者疗效不显著，加服上海曙光医院配制哮喘丸，组成为豆豉30克，白矾3克，枯矾9克，面粉4.5克，细末水泛为丸，每15粒重约0.3克，每次用12粒，早晚分服；哮喘发作时或晚间顿服6粒。本方适用于舌苔白腻偏于寒者，为防止矾石中毒，不宜长期或大量服用。哮喘发作控制后，用金匮肾气丸、七味都气丸、胎盘粉以巩固疗效。

凌水庭介绍用三拗汤加桑白皮、三桠苦、百合、半夏、人中白、秋石治疗百日咳，取得较为满意的疗效。若晚间咳加知母；痉咳剧者加细辛、僵蚕、海浮石；痰多加胆南星；痰中带血加元参、白及、旱莲草；鼻衄加生地、栀子、藕节、白茅根；发热便秘加生石膏、海浮石；并发肺炎加鱼腥草；体弱久咳、汗出而喘者，加太子参、五味子。

【集解】

1.《中医内科临床治疗学》：麻黄辛温，辛则入肺，温则散寒，质地体轻中空，轻轻上浮，发散风寒，宣肺平喘；杏仁苦温，专入肺经，助麻黄温散肺寒，下气定喘；甘草合麻黄，辛甘发散而解表，合杏仁，止嗽化痰而利肺。合用有发散风寒、止嗽平喘的作用。

2.《医方集解》曰：麻黄留节，发中有收；杏仁留尖，取其发，连皮，取其涩；甘草生用，补中有发也。

华盖散

【组成】

紫苏子炒　赤茯苓去皮　陈皮去白　桑白皮炙　杏仁去皮尖,炒　麻黄去根节,各一两(37克)　甘草炙,半两(19克)

【用法】

上七味为末,每服二钱(7克),水一盏,煎至七分,去渣温服,食后。

【功能】

宣肺解表,祛痰止咳。

【主治】

肺感寒邪,咳嗽上气,胸膈烦满,项背拘急,声重鼻塞,头昏目眩,痰气不利,呀呷有声。

【按】

本方即三拗汤宣肺解表,加桑白皮宣肺平喘,陈皮理气化痰,苏子降气消痰定喘,质润而不燥,故适用于咳嗽痰喘的症候。茯苓利水渗湿,健脾和中,补而不峻,利而不猛,既能扶正,又可驱邪,故在方中作为辅助药物而使用。全方配伍,宣肺解表,祛痰止咳。

三拗汤与华盖散,虽以麻黄汤为基础加减,但都减去桂枝,都是在宣散肺中风寒,所以主治皆有咳喘。三拗汤所治是风寒所伤的轻证,华盖散所治是素体痰多,所以更加苏子、陈皮、桑白皮、赤茯苓降气祛痰,有加强宣肺平喘的作用。

升麻葛根汤

【组成】

升麻　白芍药　甘草炙,各十两（373克）　葛根十五两（559克）

【用法】

上为粗末，每服三钱（11克），用水一盏半，煎取一中盏，去滓稍热服，不计时候，日二三服，以病气去，身清凉为度，小儿量力服之。

【功能】

解肌透疹。

【主治】

大人、小儿时气温疫，头痛发热，肢体烦疼，疮疹已发及未发，疑贰之间，并宜服之。

【按】

本方原治痘疹，今多用于麻疹初起。因麻疹由肺胃蕴热，又感时行之气而发，以外透为顺。若初起未发，或发而不透，治疗必开其肌腠，疏其皮毛，助疹外透，邪有出路，自然热退病除。本方用升麻散阳明风邪，升胃中清阳，解毒透疹，是为君药。它的升举透发的功用与柴胡、葛根相近，配柴胡则用于升提，配葛根则用于透疹，异于他药者是清热解毒作用颇佳。故而配黄连、石膏可用于治胃火齿痛，配黄芩、连翘、牛蒡子、板蓝根等可用于治头面丹毒。方中臣药葛根轻扬发散开腠理以发汗、升津液以除热。芍药和营泻热，甘草益气解毒，并为佐药，助升麻、葛根透疹，解毒清热。且芍药与甘草相合，酸甘化阴，能养阴和中，使汗出疹透而不伤气阴，所以宜于麻疹初起，疹尚未发或虽发不能畅透者。若疹点透达顺畅者禁用。

本方证为外感表邪，致使疹毒内郁所致。麻疹本为肺胃热毒所发，临证除见疹点发出不畅为主症外，应以舌红苔干，脉浮数为使用要点。升麻葛根汤原方中用芍药，因白芍酸收，不利于麻疹的透发，故而以用赤芍为宜。

升麻虽具辛散之性，有透发之能，以其善清肺胃之热毒，升举脾胃之清阳，故为透疹解毒之要药。升麻主入阳明经，取其轻浮升散之性，引药归经，升举脾胃之清阳，且用量宜轻，多用则为欺君之药。

如热盛心烦口渴者，酌加生石膏、知母、天花粉、竹叶以清热生津止渴；若热毒较甚，麻疹未透，疹色深红者，酌加金银花、连翘、大青叶、紫草、牡丹皮，以清热凉血解毒；如咽喉肿痛者，酌加元参、桔梗、马勃、牛蒡子、射干，以解毒利咽。

总之，麻疹初起，邪在肺卫，"麻为阳毒，以透为顺"，故透疹解毒是治疗麻疹之大法。若疹点由内外达，由里达表，透发于四肢，表示正气旺盛，能驱邪外出，是为顺证，预后良好。麻疹后期，多见伤阴之证，治以甘凉养阴，以善其后。若治疗不当，就会出现热毒内陷而形成逆证。医者当知"上工治未病""既病防变"之理。

【集解】

1.《古今名医方论》柯韵伯：升麻、葛根提胃脘之阳，散肌肉之浮热。芍药、甘草泻肝胆之火，以解胃腑实热，无汗则发，有汗则止。葛根禀性甘凉，可以散表实，协升麻以上升，则使清阳达上，而降阴降下可知。芍药收敛阴津，甘草缓急和里，则下利自止可知。治里仍用表药者，以表实下利，而非里实故也。痘疹自里达表，处于少阴而发于太阳，初起则内外皆热，故亦宜于凉散耳！

2.《医方集解》：此足阳明药也，阳明多气多血，寒邪伤人，则血气之壅滞，辛能达表，轻可去实矣，故以升葛辛轻之品，打散阳明表邪。阳邪盛则阴气虚，故用芍药敛阴和血，又用甘草调其卫气也。升麻、甘草升阳解毒，故又治时疫。

3.《中医大辞典·方剂分册》：葛根清热解肌透疹；升麻升阳透表；芍药和营泻热；甘草调和诸药。合用则解肌透疹，和营解毒。

香薷散

【组成】

白扁豆微炒　厚朴去粗皮，姜汁炙熟，各半斤（298克）　香薷去土，一斤（596克）

【用法】

上为粗末，每三钱（11克），水一盏，入酒一分，煎七分，去滓，水中沉冷，连吃二服，立有神效，随病不拘时。《活人书》方不用白扁豆，加黄连四两（149克锉碎），以生姜汁研匀，炒令黄色，名曰黄连香薷散。

【功能】

祛暑解表，化湿和中。

【主治】

脏腑冷热不调，饮食不节，或食腥鲙生冷过度，或起居不节，或露卧湿地，或当风取凉，而风冷之气，归于三焦，传于脾胃，脾胃得冷，不能消化水谷，致令真邪相干，肠胃虚弱，因饮食变乱于肠胃之间，便致吐利心腹疼痛，霍乱气逆。有心痛而吐者，有腹痛而后利者，有吐利俱发者，或转筋拘急疼痛，或但呕而无物出，或四肢逆冷而脉欲绝，或烦闷昏塞而欲死者，此药悉能主之。

【按】

方中用香薷芳香辛温，能发越阳气，有彻上彻下，解表利尿之功，为治暑要药，故以之为君药；厚朴辛温理气除满化湿为臣药；扁豆甘淡入中焦，消脾胃之暑湿，降浊而升清为佐使。香薷既能发汗解表，又能祛暑化湿，故在夏天因乘凉饮冷所引起的怕冷发热无汗及呕吐腹泻等症，是一味常用的药品。本品虽能祛暑，但性温辛散，适宜于阴暑病症。前人说："夏月之用香薷，犹冬月之用麻黄。"故在临床用以祛暑解表时必须具有怕冷及无汗症候。如属暑湿兼有热象的，可配黄连同用，至于暑热引起的大汗、大热、烦渴等症，就不是本品的适应范围了。

本方又名三物香薷饮。如热甚心烦口渴者，加川连，名四味香薷饮；如湿盛便泻者，加茯苓、甘草，名五物香薷饮；如兼见暑热泄泻，腿肚转筋者，再加木瓜，名六味香薷散；如暑湿内伤，头重吐利，身倦神疲者，可在六味香薷散中加入人参、黄芪、白术、陈皮，名十味香薷饮。

本方去扁豆，加鲜扁豆花、银花、连翘，名新加香薷饮，《湿病条辨》用以治暑病初起；去扁豆加黄连，名黄连香薷饮，可使外暑内热，一齐汗解。

治暑病须注意：伤暑，阳为阴遏，有表证无汗即阴暑，用香薷饮；如暑热伤气，汗多烦渴，体倦少气，脉虚数者，则用清暑益气汤；如为阳暑，发热汗出，口渴，脉虚大者，则用白虎加人参汤，或生脉饮加生石膏、知母；如劳倦内伤，平素气虚，感受暑湿，脾湿不化，身热头痛，口渴自汗，四肢困倦，苔腻脉虚者，则用《脾胃论》清暑益气汤。

著名老中医焦树德教授常用鲜荷叶 12g，鲜佩兰 12g，鲜藿香 12g，扁豆花 6g，苏叶 6g（后下），薄荷 1g（后下），车前子 10g（布包），水煎频服，以治暑病，效果满意。

【集解】

《名医方论》叶仲坚：饮与汤，稍有别。服有定数者名汤，时时不拘者名饮。饮因汤而设，用之于暑湿，则最宜者也。然胃恶燥，脾恶湿，多饮伤脾，反致下利。治之之法，心下有水气者发汗，腹中有水气者利小便；然与其有水患而治之，曷若先选其能汗能利者用之乎。香薷芳香辛温，能发越阳气，有彻上彻下之功，故治暑者君之以解表利小便，佐厚朴以除湿；扁豆和中，合而为饮，饮入于胃，热去而湿不留，内外之暑证悉除矣。若心烦口渴者，去扁豆加黄连，名黄连香薷饮；加茯苓、甘草名五物；加木瓜、参、芪、橘、术名十味，随证加减，尽香薷之用也。然劳倦内伤，必用清暑益气，内热大渴，必用人参白虎，若用香薷，是重虚其表，而反济以内热矣。香薷乃夏月解表之药，如冬月之麻黄，气虚者尤不可服。今人不知暑伤元气，概用以代茶，是开门揖盗也。

香苏散

【组成】

香附子炒，去毛　紫苏叶各四两（149克）　甘草炙，一两（37克）　陈皮二两，不去白（75克）

【用法】

上为粗末，每服三钱（11克），水一盏，煎七分，去滓热服，不拘时候，日三服。若作细末，只服二钱（7克），入盐点服。

【功能】

理气解表。

【主治】

四时瘟疫、伤寒。

【按】

香苏散中香附与紫苏叶相配，既能发汗解表，又能行气和血。因为紫苏辛温，入脾、肺经，善发散解表，行气宽中，解鱼蟹毒。如表证兼有气滞，故与香附、陈皮同用。陈皮行气燥湿，甘草益气和中，四药相合，有芳香辟秽、理气解表之功，所以能治四时瘟疫伤寒，但药轻力小，对表寒重症无效。俞根初合香苏散与葱豉汤为一方，其发汗解表之力较香苏散为强，所以治时行感冒，发热恶寒而无汗者，当然比香苏散好；苏叶又有理气安胎之功，用于妊妇感冒风寒者亦合。另有程氏加味香苏散发汗解表，理气解郁更为全面。

考香苏散原方是用陈皮，且注明不去白，后世《医方集解》则改陈皮为橘红，按昔日所谓橘红即陈皮去白，今《中国药典》之橘红是冬初待橘成熟后采收，"用刀削下外果皮，晒干或阴干"即得，大体与"陈皮去白"是一致的。然而

《药典》另有成药——橘红丸，此丸所用则标明是化橘红，而化橘红则是柚子皮，和橘皮不是一回事。现在药房的实际情况大概是陈皮即橘皮（带白），橘红常是按化橘红付给。

【集解】

1.《医方集解》：此手太阴药也，紫苏疏表气而散外寒，香附行里气而消内壅，橘红能兼行表里以佐之，甘草和中，亦能解表为使也。

2.《医林纂要》：紫苏辛温，补肝祛风发汗，亦表散风寒主药；香附辛温，行肝气于脾胃，以祛郁宣滞，此用治内也；陈皮辛，行肝气，苦理脾胃，去白则轻而解表，此以兼行内外；甘草缓肝和中，加姜、葱煎，以祛风表汗为主。表里兼治，而用药有条理，亦良方也，此补肝而平胃也。

人参败毒散

【组成】

柴胡_{去苗}　甘草　桔梗　人参_{去芦}　芎䓖　茯苓_{去皮}　枳壳_{去瓤，微炒}　前胡_{去苗}　独活_{去苗}

【用法】

上十味各三十两（1 118克），为粗末，每服二钱（7克），水一盏，入生姜、薄荷各少许，同煎七分，去滓，不拘时候，寒多则热服，热多则温服。

【功能】

益气解表，散风祛湿。

【主治】

伤寒时气，头痛项强，壮热恶寒，身体烦疼，及寒壅咳嗽，鼻塞声重，风痰头痛，呕哕寒热，并皆治之。

【按】

本方为益气解表，散风胜湿，辛温发汗之剂，适用于正气不足之人。外感风寒湿邪，邪正交争于肌腠之间，正虚不能祛邪外出，故憎寒壮热而无汗，头项强痛，肢体酸痛。风寒犯肺，肺气不宣，故鼻塞声重，咳嗽有痰，胸膈痞闷，舌苔白腻，脉浮而濡，正是风寒兼湿之证。所以治当益气解表，散寒祛湿。方中羌活、独活并用为君，辛温发散，通治一身上下之风寒湿邪。芎䓖行血祛风，柴胡辛散解肌，并为臣药，助羌活、独活祛外邪，止疼痛。枳壳降气，桔梗开肺，前胡祛痰，茯苓渗湿，并为佐药，利肺气，除痰湿，止咳嗽。甘草调和诸药，兼以益气和中，生姜、薄荷发散风寒，皆是佐使之品。配以小量人参补气，使正气足则鼓邪外出，一汗而风寒湿皆去，此乃本方配伍之精妙点。

　　本方加陈廪米名"仓廪散"，用于治疗噤口痢。喻嘉言治痢，甚推崇此方，并指出若痢疾因未及时发表，外邪入里，而致下痢不止，虽病日已久，仍须用人参败毒散，引其邪而出之于外，则死症可活，危症可安，特名之曰"逆流挽舟"法。笔者用本方治痢时常加黄芩9克、黄连9克、木香6克，屡效。

　　使用本方时，人参的用量可因人、因病、因地酌情加减，但不能完全去掉。若去掉人参则无原方的效果。

　　本方加大黄、芒硝，名"硝黄败毒散"，可治热毒壅积，口舌生疮，大便结，牙痛龈肿，痈毒热疮；去人参加连翘、银花，名"连翘败毒散"，治疮毒焮痛不消；去人参、生姜、薄荷，加荆芥、防风，名"荆防败毒散"，功能发汗解表，散风化湿。治外感风寒湿邪，肺气不得宣降而咳嗽，以及肠风内热，大便带鲜血兼有风寒湿邪表证者。

　　无表证，里急后重，下利不爽，或大便带脓血，血多脓少，此乃邪已入里化热，则不宜再用本方。

【集解】

　　《医宗金鉴·删补名医方论》赵羽皇："东南地土卑湿，凡患感冒，辄以伤寒二字混称。不知伤者，正气伤于中，寒者，寒气客于外，未有外感而内不伤者也。仲景医门之圣，立方高出千古，其言冬时严寒，万类深藏，君子固密，不伤于寒；触冒之者，乃名伤寒，以失于固密而然。可见人之伤寒，悉由元气不固，腠理之不密也。昔人常言伤寒为汗病，则汗法其首重矣。然汗之发也，其出自阳，其源自阴。故阳气虚，则营卫不和而汗不能作；阴也弱，则津液枯涸而汗不能滋。但攻其外，不固内可乎？表汗无如，败毒散、羌活汤。其药如二活、二胡、芎、苍、辛、芷，群队辛温，非不发散，若无人参、生地之大力者君乎其中，则形气素虚者，必至亡阳；血虚挟热者，必致亡阴，而成痼疾矣。是败毒散之人参，与冲和汤之生地，人谓其补益之法，我知其托里之法。盖补中兼发，邪气不敢于流连；发中带补，真元不至于耗散，施之于东南地卑气缓之乡，最为相宜，此古人制方之义。然形气俱实，或内热炽盛，则更当以河间法为是也。"

参苏饮

【组成】

木香半两（19克）　紫苏叶　干葛洗　半夏洗七次,姜汁制炒　前胡去苗　人参　茯苓去皮,各三分（21克）　枳壳去瓤,炒　桔梗去芦　甘草炙　陈皮去白,各半两（19克）

【用法】

上㕮咀，每服四钱（15克），水一盏半，姜七片，枣一个，煎六分，去渣，微热服，不拘时候。

【功能】

益气解表，理气化痰。

【主治】

感冒发热，头痛，或因痰饮凝结，兼以为热，并宜服之。若因感冒发热，亦如服养胃汤法，以被盖卧，连进数服，微汗即愈，面有余热，更宜徐徐服之，自然平治。因痰饮发热，但连日频进此药，以热退为期，不可预止。虽有前胡、干葛，但能解肌耳，既有枳壳、橘红辈，自能宽中快膈，不致伤脾，兼大治中脘痞满，呕逆恶心，开胃进食，无以逾此，毋以性凉义疑，一切发热皆能取效，不必拘其所因也。小儿、室女亦宜服之。

【按】

方中以人参扶正匡邪，紫苏叶辛温解表，芳香和胃为君药，臣以葛根升阳解肌，前胡降气清热，半夏化痰止呕，茯苓利湿调中，佐以陈皮理气化痰而开胃，枳壳行气宽中以除闷，木香行气和中，甘草甘缓和胃，使以桔梗宣通肺气，以利疏风解表。去人参、葛根、木香，加杏仁，名杏苏散，有宣肺化痰作用，主用于秋冷季节外感凉燥，症见头微痛，咳嗽而痰稀白，微恶风寒，鼻塞无汗等，为宣肺疏解的轻剂。去人参、前胡，加川芎、柴胡，名芎苏饮，有疏散解表、宣肺化痰的作用。主用于感冒风寒，症见发热，恶寒，无汗，头痛明显，咳嗽，吐痰，气逆胸闷者。

《中医杂志》1985 年 7 期第 22 页，载有焦树德教授用参苏饮合麻杏石甘汤随证加减，抢救了一名腹部大手术后，高热不退、呕血、便血、咳嗽、胸闷，X 线胸部拍片证实有两侧肺炎，经用多种抗生素均无效而生命垂危的患者。焦老辨证为正虚邪盛，内热郁闭，肺失宣肃，治以益气清解，标本同治，参苏饮合麻杏石甘汤加减处方：生晒白人参 9g，苏叶 10g，桔梗 6g，生麻黄 6g，生石膏 20g，葛根 9g，杏仁 10g，生甘草 6g，生藕节 20g，白及 9g，茯苓 15g，川黄连 6g，生白术 9g，　荆芥 9g，水煎服 2 剂。次日，因大便次多，便血亦多，又用诃子肉 10g，芡实 10g，赤石脂 15g，禹余粮 20g，藿香 10g，炒白术 10g，伏龙肝 60g（煎汤代水），煎好后兑入前汤药内服，嘱病人服药后温覆取微汗。停用一切西药，输液亦停。2 天后复诊，病情减轻，精神好转，能喝稀米汤，扭转了重危的局面，再以此方加减进之，病情日渐好转。后来辨证调治 3 个多月而痊愈。

此方对虚人外感者常用，方中用人参很巧妙，中医治外感病，必须先用表药发汗，以驱邪外出，正气旺盛者，抗邪力盛，外邪乘药气而出。若正气虚弱之人，虽然药气向升发表，但正气内馁，无抗邪之力，轻者邪气半出不出，留连为困；重者邪气随正气馁弱而内侵，则发热无休，变症百出。所以虚人外感，在发散药中加用人参以扶正气，增强抗邪外出之力，使邪气随药气发散而出，一表即尽。可根据情况而定用量，扶正是为了祛邪，并非为补养而设。凡外感风寒，正气不虚者，忌用本方。

【集解】

1.《古今名医方论》叶仲坚曰：此咳嗽声重，痰涎稠黏，涕唾交流，五液无主，寒湿稽留于胸胁，中气不固可知也，故以人参为君，然非风寒之外邪来侮，则寒热不发，而痰涎不遂生，故辅以紫苏、干葛；凡正气虚者，邪气必盛，故胸膈满闷，辅以陈皮、枳壳，少佐木香以降之；痰涎壅盛于心下，非辛燥不除，故用茯苓、半夏，少佐桔梗以开之；病高者宜下，故不取柴胡之升，而任前胡之降；欲解表者，必调和营卫，欲清内者，必顾及中宫，此姜、枣、甘草之所必须也。名之曰饮，见少与缓服之义。

2.《医方集解》：风寒宜解表，故用苏、葛、前胡；劳伤宜补中，故用参、苓、甘草；橘、半除痰止呕；枳、桔利膈宽肠；木香行气破滞，使内外俱和，则邪散矣。

五积散

【组成】

　　白芷　川芎　甘草炙　茯苓去皮　当归去芦　芍药　肉桂去粗皮　半夏汤洗七次，各三两（112克）　陈皮去白　枳壳去瓤，炒　麻黄去根节，各六两（224克）苍术米泔浸，去皮，二十四两（894克）　干姜煨，四两（149克）　桔梗去芦头，十二两（447克）　厚朴去粗皮，四两（149克）

【用法】

　　上除肉桂、枳壳二味别为粗末外，一十三味同为粗末，慢火炒令色转，摊冷，次入桂，枳壳末，令匀，每服三钱（11克），水一盏半，入生姜三片，煎至一中盏，去滓，稍热服。如冷气奔冲，心胁脐腹满刺痛，反胃呕吐，泄利清谷，及痃癖癥瘕，膀胱小肠气痛，即入煨生姜三片，盐少许同煎；如伤寒时疫，头痛体疼，恶风发热，项背强痛，入葱白三寸，豉七粒同煎；若但觉恶寒，或身不甚热，肢体拘急，或手足厥冷，即入炒茱萸七粒，盐少许同煎；如寒热不调，咳嗽喘满，入枣煎服；妇人难产，入醋一合（100毫升）同煎服之，并不拘时候。

【功能】

　　发表温里，顺气化痰，活血调经。

【主治】

　　脾胃宿冷，腹胁胀痛，胸膈停痰，呕逆恶心或外感风寒，内伤生冷，心腹痞闷，头目昏痛，肩背拘急，肢体怠惰，寒热往来，饮食不进；及妇人血气不调，心腹撮痛，经候不调，或闭不通，并宜服之。

【按】

　　本方为治寒、湿、气、血、痰五积而设，故名五积散。外感风寒，邪郁肌表，腠理闭塞，故见发热无汗，头痛身疼，项背拘急等表实证。内伤生冷，或宿有积冷，脾胃阳气受损，运化失常，痰湿内停，痰阻气滞，气血不和，所以又有胸满恶食，呕吐腹痛，或腹胁胀痛等症。治宜发汗解表，温里祛寒为主，以除内外之寒；佐以燥湿健脾，顺气化痰，活血消积之品，以治气、血、痰、湿之积。如此，则气机宣通，湿化痰消，而脾运得健，诸症均可解除。方中麻黄、白芷发汗解表，干姜、肉桂温里祛寒，为本方的主要部分。配伍苍术、厚朴燥湿健脾，陈皮、半夏、茯苓理气化痰。当归、川芎、芍药活血止痛。桔梗与枳壳同用，有升降气机，加强理气化痰之效，适宜于痰阻气滞之证。炙甘草和中健脾，调和诸药。以上均为本方的辅助部分。由于本方能行气活血，温里祛寒，对妇女气血不和，寒凝气滞所致的心腹疼痛、月经不调等，亦可加减应用。

本方与防风通圣散同为表里同治之剂，但本方为解表温里、防风通圣散为解表攻里。

参苏饮虽然也能治外感风寒，内伤饮食之证，但主要用于老年人或虚弱之人，既受外邪，又无力抗邪外出，方中用人参匡正祛邪，发散之中又寓有益气扶正之力，本方则解表、温里、消积，无益气之功。内有蕴热外受风寒者，忌用本方。

本方能散寒积、食积、气积、血积、痰积，故名五积散。王海藏曰：桂枝、麻黄、芍药、甘草，即各半汤也；苍、朴、陈、草，即平胃也；枳壳、陈、茯、半，即枳桔半夏汤也；加芎、归治血，又加干姜为厚朴散。此数药相合，为解表温中之剂，消痞调经之方。虽为内寒外感，表里之分所制，实非仲景表里桂枝、麻黄、姜附之组方也，唯在活法变而通之。陶节庵曰：夫病不身热头痛，初起怕寒腹痛，呕吐，泄泻，蜷卧沉默，不渴，脉沉迟无力，人皆知为阴证也，至于发热面赤，烦躁揭去衣被，脉大，人皆不识，认作阳证，误投寒药，死者多矣。不知阴证不分热与不热，若不论脉之浮沉大小，但指下无力，重按全无，便是沉阴，急与五积散一服，通解表里之寒，若内有沉寒，必须姜附温之，若作热治而用凉药，则渴愈甚而燥愈急，岂得生乎？此取脉不取证也，按伤寒有舍证取脉者，又有舍脉取证者，不可不知，实际一言以蔽之，辨证论治是也。

【集解】

《医方集解》：此阴阳表里通用之剂也。麻黄、桂枝所以解表散寒；甘草、芍药所以和中止痛；苍术、厚朴平胃土而祛湿；陈皮、半夏利逆气而除痰；芎、归、姜、芷入血分而祛寒湿；枳壳、桔梗利胸膈而清寒热；茯苓泻热利水，宁心益脾。所以为解表温中除湿之剂，祛痰消痞调经之方也。

柴胡石膏散

【组成】

赤芍药　柴胡去苗　前胡去苗　石膏煅　干葛各五十两（1 862克）　升麻二十五两（930克）　黄芩　桑白皮各三十七两半（1 398克）　荆芥穗去土，三十七两（1 378克）

【用法】

上为粗末，每服二钱（7克），水一盏，入生姜三片、豆豉十余粒，同煎七分，去滓稍热服，小儿分作三服，更量大小加减，不计时候。

【功能】

解肌发表，清肺化痰。

【主治】

时行瘟疫，壮热恶风，头痛体疼，鼻塞咽干，心胸如满，寒热往来，痰实咳嗽，涕唾稠黏。

【按】

柴胡石膏散主治证是由风热袭肺，或风寒郁而化热，壅遏于肺所致。原方中石膏煅用，不合病机。实际临床上均改用生石膏，盖肺中热盛，气逆津伤，所以壮热恶风，邪郁肺卫，故头痛体痛，鼻塞咽干，肺气不宣，肃降失常，则咳嗽痰实，涕唾稠黏，治宜解肌发表，清肺化痰。方中柴胡、葛根解肌清热为君药。升麻，散阳明风邪、升胃中清阳，荆芥祛风解表，两药是为臣药，协助柴葛解肌透表，轻扬发散，开腠理以发汗，升津液以除热。生石膏、黄芩清肺胃之热，石膏为清解气分实热的要药，凡热在气分而见壮热汗出、烦渴都可用寒凉的生石膏以清热泻火。赤芍用于温热病，热入营血，可清热凉血，活血散瘀，赤芍偏于行血活血，性散而泻，配合生石膏、黄芩，加强了清热泻火、凉血散血的功效。桑白皮泻肺平喘，与黄芩配合治咳喘而兼身热者，前胡降气化痰、宣散风热，与柴胡相佐都有发散的力量，可用于散风解热，故前人称二胡为风药。但前胡治在肺经而主下降，柴胡治在肝胆而主上升，这是两药不同之点。以上共为佐药，加生姜、豆豉为引，取其辛散而升发之义，旨在加强君药清热解肌之力。全方共奏解肌发表、清肺化痰的功用。

【集解】

《医方集解》：柴胡平少阳之热，升、葛散阳明之邪，前胡消痰下气而解风寒，桑皮泻肺利湿而止痰嗽，荆芥疏风热而清头目，赤芍调营血而散肝邪，黄芩清火于上中二焦，石膏泻热于肺胃之部，加姜、豉者，取其辛散而升发也。

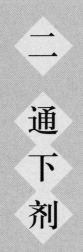

二　通下剂

凉膈散

【组成】

川大黄　朴硝　甘草各二十两（745克）　山栀子仁　薄荷叶去梗　黄芩各十两（373克）　连翘二斤半（1490克）

【用法】

上为粗末，每二钱（7克），水一盏，入竹叶七片、蜜少许，煎至七分，去滓，食后温服。小儿可服半钱（2克），更随岁数加减服之，得利下住服。

【功能】

泻火通便，清上泄下。

【主治】

大人、小儿脏腑积热，烦躁多渴，面热头昏，唇焦咽燥，舌肿喉闭，目赤鼻衄，颌颊结硬，口舌生疮，痰实不利；涕唾稠黏，睡卧不宁，谵语狂妄，肠胃燥涩，便溺秘结，一切风壅，并宜服之。

【按】

本方是用治上中焦邪郁生热之证。热聚胸膈，津液耗伤，故症见身热、口渴、胸膈烦热。燥热不从下泄，化火上冲，因而面赤唇焦，口舌生疮，咽痛，吐血等症。方中重用连翘，以清热解毒为主；配黄芩以清心胸郁热；山栀通泻三焦之火，引火下行；薄荷、竹叶外疏内清；用芒硝、大黄荡涤胸膈邪热，导泻下行；配以白蜜、甘草，既能缓和硝、黄峻泻之功，又可助硝、黄以推导之力。综上配伍大意，清上与泻下并行，但泻下是为清泄胸膈郁热而设，所谓"以泻代清"，其意在此。

以上为宋代原方的配制和煎服法。近代医家则常将本方改为汤剂煎服。本方的组成，非常符合《内经》所说："热淫于内，治以咸寒，佐以苦甘"的治则。观凉膈散实为仲景方调胃承气汤加连翘、栀子、黄芩、薄荷等衍化而成，可见所谓时方者，常为经方变化而来，不可以为凉膈散仅为宣通肠胃的时方而轻视之，尤其是本方对《内经》大旨的运用，非常贴切，更值得深思。

笔者常用此方去芒硝加生地 15 克、元参 15 克、射干 10 克、板蓝根 15 克，用于治疗急性扁桃体炎，初起兼有表证者。不用生地，再加荆芥 10 克、银花 12 克。大便干结，数日不行者，仍可用芒硝，每取良效。

【集解】

《成方便读》张秉成："若火之散漫者，或在里，或在表，皆可清之散之而愈。如挟有形之物，结而不散者，非去其结，则病终不瘥。故以大黄、芒硝之荡涤下行者，去其结而逐其热，然恐结邪虽去，尚有浮游之火，散漫上中，故以黄芩、薄荷、竹叶清彻上中之火；连翘清散经络中之余火；栀子自上而下，引火邪屈曲下行，如是则有形无形上下表里诸邪，悉从解散。用生甘草、生蜜者，病在膈，甘以缓之也。"

神功丸

【组成】

大麻仁别捣如膏　人参各二两（75克）　诃黎勒皮　大黄锦纹者面裹煨，各四两（149克）

【用法】

上为细末，入麻仁捣研匀，炼蜜为丸，如梧桐子大，每服二十丸，温水下，温酒、米饮皆可服，食后、临卧；如大便不通，可倍丸数，以利为度。

【功能】

益气，润肠，通便。

【主治】

三焦气壅，心腹痞闷，六腑风热，大便不通，腰腿疼痛，肩背重疼，头昏面热，口苦咽干，心胸烦躁，睡卧不安；及治脚气，并素有风人，大便结燥。

【按】

神功丸是一首益气润肠通便的方子，主要功能扶正祛邪。由于腑气不通，气机升降失常，而胸腹痞满，六腑风热，大便不通；湿热壅滞，气化不行，肩背腰腿困痛；气虚推动不力，更致大便结燥不畅。治以益气和胃，润肠通便。人参，味甘平，入脾、肺经，功效大补元气，补肺益脾，生津安神。既能用于久病气虚，又可用于急救虚脱，故为补虚扶正的要药。人参与祛邪之药同用，可用于邪未去而正气已虚的病症，以扶正祛邪。《本草新编》："人参，同诸药功用，始宜成功。如提气也，必加升麻、柴胡；如和中也，必加陈皮、甘草；如健脾也，必加茯苓、白术……如下食也，必加大黄、枳实。用之补则补，用之攻则攻，视乎配合得宜，轻重得法而已。"大黄又称"川军""锦纹"，性寒苦泄，是一味泻火、破积、行瘀的要药，使用少量，又有健胃作用，在临床上应用较为广泛，可随配伍的不同而大展其所长。方中配合人参，在益气扶正的基础上，攻涤大肠积热而通腑气，使扶正不碍祛邪，而更好地发挥益气通腑之效。诃黎勒皮，即诃子，主要用于久泻等，可以佐治大黄泻下不致太过，泻中有收，敛通结合，达到祛邪通肠的功效。大麻仁，又名火麻仁，性味甘微温，功能祛风润肠，与人参、大黄相伍，增强了润下涤热的作用。四药相伍，益气不碍邪，祛邪不伤正，而润肠通便。

七圣丸

【组成】

川芎　肉桂去粗皮　木香生　羌活去芦　槟榔生，各半两（19克）　郁李仁去皮　大黄蒸，切，焙，各一两（37克）

【用法】

上为细末，炼蜜为丸，如梧桐子大，每服十五丸至二十丸，温熟水下，食后、临卧服。岚瘴之地最宜服，更量脏腑虚实加减。

【功能】

祛风，润肠通便。

【主治】

风气壅盛，痰热结搏，头目昏重，涕唾稠黏，心烦面赤，咽干口燥，精神不爽，夜卧不安，肩背拘急，胸膈痞闷，腹泻胀满，膈满重疼，大便秘结，小便赤涩。

【按】

七圣丸是一首润肠通便的方子。由于肠风壅盛，痰热结搏，症见头目昏重，涕唾稠黏，痰气互结而胸膈痞闷，夜卧不安；肠腑不通则大便秘结，小便短赤而涩。治以祛风理气，润下通便。方中川芎原名"芎䓖"，能活血祛瘀，祛风止痛，善于走散，兼有行气作用。故前人说它能"上行头目，下行血海"，为"血中之气药"。本品在活血方中配伍，可增强行血散瘀的作用，在补血方中配用，能通达气血，可使补而不滞。在本方中配合行气消胀的木香、槟榔与润通肠道的郁李仁和大黄，以除积滞风痰。肉桂辛温大热，入肝、脾、肾经，有散寒凝，温营血，助气化的作用。肉桂气厚，取其温中下行之用，配木香、槟榔行气，伍郁李仁、大黄润肠通便，而顾护肾阳。木香气味芳香，生用行气止痛，消除脘腹胀满的作用颇佳，因它含有挥发油，故入药不宜久煎以增强通下药的通下作用。羌活一药既能发汗解表，又可祛风湿而止痛，以祛肠风而散湿滞。槟榔杀虫消积行水，行气消积作用较为显著，同时本品并有泻下作用，是一种较好的驱虫药。《用药心法》："槟榔，苦以破滞，辛以散邪，专破滞气下行"。又如《本草约言》："槟榔，入胸腹破滞气而不停，入肠胃逐痰癖而直下，能调主药下行，逐水攻脚气，治利取其坠也，非取其破气也，故兼木香用之，然后可而。"郁李仁润肠通便的作用较强，且能利尿，用于大便燥结，积滞泻痢，以及热结便秘，壮热苔黄等症。大黄泻下通便，清除积滞，荡涤肠胃积滞，对于热结便秘，舌苔黄腻或焦黄起刺，用之可以起到清热泻火的作用。七药合用，入血分而下行，入气分而温中，共奏润肠通便，荡涤湿热而诸症得解。

半硫丸

【组成】

半夏汤浸七次，焙干为细末　硫黄明净好者令极细，用柳木槌子杀过

【用法】

上等分，以生姜自然汁同熬，入于蒸饼末搅和匀，入臼内杵数百下，丸如梧桐子大，每服空心，温酒或生姜汤下十五丸至二十丸，妇人醋汤下。

【功能】

除积冷，暖元脏，温脾胃，进饮食。

【主治】

心腹一切痃癖冷气及年高风秘、冷秘或泄泻等，并皆治之。

【按】

本方主治老年人肾阳虚而致的大便秘结，中医称为冷秘。年老肾阳不足，下元虚冷，火不生土，阴凝不化，大肠传导无力，而大便不能顺利排出，遂成阳虚冷秘之证。本方兴阳补火，主治虚冷便秘。古人虽亦说本方也可用于老年阳虚泄泻，但临床上主要是用于治疗老年人阳虚冷秘之证。

本方配伍特点，大热辛热并用，兴阳补火，驱沉寒开秘结之功最佳。老年人真阳衰惫，下元火微，肾阳虚弱，火不生土，中运无力，故大肠传导失序，糟粕停滞不下而大便虚秘不通。方中取硫黄热补命火，并且热而不燥，又配以半夏和降中焦之气下行，水谷糟粕随肾气温壮，真阳充盛，主下元、司二便的功能加强而从浊道排除，故本方主治真阳虚衰、下元虚冷所致之虚秘、冷秘。

古有服用硫黄时，要忌食各种禽兽血，如猪血、牛血、鸡血、羊血等。但硫黄有毒，不宜常服、久服。

【集解】

1.《温病条辨》："湿阻无形之气，气既伤而且阻，非温补真阳不可，硫黄热而不燥，能疏利大肠，半夏能入阴，燥胜湿，辛下气，温开郁，三焦通而二便利矣。"

2.《成方便读》张秉成：夫大便不通一证，其源各异，有邪实成闭者，热则当清，寒则当温；血枯而不能润泽者，宜归地之属，增水行舟；气虚而无运送者，宜参芪之类，助元推荡。此为命火衰微，胃浊不降所致，故以半夏而通阴阳，硫黄益火消阴，润肠滑便，然后胃与大肠皆得复其常，所谓六腑皆以通为用也。

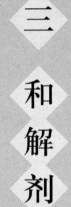

三　和解剂

逍遥散

【组成】

甘草微炙赤，半两（19克）　当归去苗、锉、微炒　茯苓去皮、白者　芍药白　白术　柴胡去苗，各一两（37克）

【用法】

上为粗末，每服三钱（7克），水一大盏，烧生姜一块，切破，薄荷少许，同煎至七分，去渣热服，不拘时候。

【功能】

疏肝健脾，养血调经。

【主治】

血虚劳倦，五心烦热，肢体疼痛，头目昏重，心忪颊赤，口燥咽干，发热盗汗，减食嗜卧；及血热相搏，月水不调，脐腹胀痛，寒热如疟；又疗室女血弱阴虚，荣卫不和，痰嗽潮热，肌体羸瘦，渐成骨蒸。

【按】

逍遥散为肝郁血虚、脾失健运之证而设。肝为藏血之脏，性喜条达而主疏泄，体阴用阳。若七情郁结，肝失条达，或阴血暗耗，或生化之源不足，肝体失养，皆可使肝气横逆、克制脾土，食欲不振，神疲乏力以及胁痛、寒热、头痛、目眩等症随之而起。"神者，水谷之精气也"（《灵枢·平人绝骨篇》）。神疲食少，是脾虚运化无力之故。脾虚气弱则统血无权，肝郁血虚则疏泄不利，所以月经不调，乳房胀痛。此时疏肝解郁，固然是当务之急，而养血柔肝，亦是不可偏废之法。本方既有柴胡疏肝解郁，又有当归、白芍养血柔肝。尤其当归之芳香可以行气，味甘可以缓急，虽为佐使之品，却有襄赞之功。生姜烧过，温胃和中之力益专；薄荷少许，助柴胡散肝郁而生之热。如此配伍，既补肝体，又助肝用，气血兼顾，肝脾并治，立法全面，用药周到，故为调和肝脾之名方。

本方加丹皮、栀子，名丹栀逍遥散。治怒气伤肝，血虚眩昏，头痛目赤，小便涩痛等症。本方去姜、薄荷，加熟地黄以滋肾养血，名黑逍遥散，用于治疗肝阴虚，气郁不舒，月经错后，行经腹痛，下午烦热等症。

笔者常以本方随症加减，用于调治月经。如月经赶前，经水量多，急躁易怒者，以丹栀逍遥散加桑寄生 20 克、川断炭 15 克、艾炭 30 克、棕皮炭 30 克、益母草 15 克。月经后错，月经量少，血暗有块，行经腹痛者，用黑逍遥散，加香附 10 克、川芎 6 克、红花 9 克、桃仁 9 克、炮姜 3 克、元胡 9 克；月经淋沥不断者，逍遥散加桑寄生 30 克、川断炭 15 克、艾炭 30 克、棕皮炭 30 克、阿胶珠 10 克、太子参 15 克；子宫出血，血崩不止者，加桑寄生 30 克、川断炭 20 克、补骨脂 10 克、菟丝子 12 克、棕皮炭 30 克、艾炭 30 克、益母草炭 20 克、炮姜炭 6 克、太子参 15 克、赤石脂 15 克。

逍遥散为疏肝解郁、养血健脾的代表方，全方气血双调，肝脾同治。临床常用于妇女经带胎产疾病、乳房疾病，及慢性肝炎、肝硬化、肿瘤、神经功能性疾病等。近年来用本方加丹参、川芎治疗冠心病，效果满意。

因肝体阴而用阳、藏血而寄相火，只有体足，也就是只有阴血相当充足，阳运才能强健，也就是功能才能得到正常发挥。不论血虚致肝郁，还是肝郁致血虚，势必互相影响，因肝郁以后要发热，热以后要消耗津液，热极伤阴，所以这是肝郁在先，也有与血虚相继而见。肝郁见逍遥散证，可知不仅肝郁有火，而且有血虚，一般情况下疏肝要补血，补血也要疏肝。

【集解】

《成方便读》张秉成："夫肝病属木，乃生气所寓，为藏血之地，其性刚介，而喜条达，必须水以涵之，土以培之，然后得遂其生长之意。若七情内伤，或六淫外来，犯之则木郁而病变多矣。此方以当归、白芍养血，以涵其肝；苓、术、甘草之补土，以培其本；柴胡、薄荷、煨生姜俱系辛散气升之物，以顺肝之性，而使之不郁。如是则六淫七情之邪皆治，而前证岂有不愈者哉。本方加丹皮、黑山栀各一钱，名加味逍遥散。治怒气伤肝，血少化火之证。故以丹皮之能入肝胆血分者，以清泄其火邪；黑山栀亦入营分，能引上焦心肺之热，屈曲下行，合于前方中自能解郁散火，火退则诸病皆愈耳。"

枣汤

【组成】

枣去核,一斤(596克)　生姜洗、切,五斤(2 980克)　甘草炙,锉,三斤(1 793克)

【用法】

上三味一处拌均,用盆器盛贮,以布盖器一宿,焙干捣为末,每服一钱(4克),入盐少许,沸汤点服。常服健脾胃,顺气进食。

【功能】

和胃进食。

【主治】

脾胃不和之干呕、恶心、腹胁胀满,不美饮食。

【按】

枣汤是由枣、生姜、甘草三味药组成的调和剂,脾以升为顺,胃以降为和,脾胃虚弱,胃气随肝气上逆,则干呕、恶心、腹胁胀满;脾运化失司,胃受纳不佳,故四肢乏力,不欲饮食,治宜和胃降逆,醒脾开胃。方中大枣味甘性平,入脾经,能补脾胃,养营安神。大枣性质平和,能培补脾胃,为调补脾胃的常用辅助药。民间常用作为补血的药物,治疗血虚的病症;近年来临床上又用它补血以止血,治过敏性紫癜,可长时间单用或配合其他药物同用。

临床有人报道预防输血反应,输血前可配红枣汤:红枣20枚、地肤子10克、荆芥10克,水煎服,且很少出现反应。红枣汤还可降低血清谷丙转氨酶活力,病人每晚临睡前可服红枣花生汤,即红枣30克、花生30克、冰糖15克,煎服,每日1剂,30天为一疗程,有良好疗效。现代研究证明,红枣是一个良好补益药,据测定其cAMP含量甚高;山西民间流传一句谚语"每日三个枣,活到百岁不显老"，是有根据的。

生姜能增强血液循环，刺激胃液分泌，兴奋肠管，促进消化。生姜大枣相伍，调和营卫，补脾胃，养营安神。

对于胃及十指肠溃疡，笔者常以鲜生姜 30 克，加水 300 毫升，煎 30 分钟，每日 3 次分服，对于改善症状有较好效果。

炙甘草性味甘平，入十二经，能补中益气，泻火解毒，润肺祛痰，缓和药性，缓急定痛。本方中主要取炙甘草来补中益气，补心气、振心阳。炙用治脾胃虚弱，见食少、腹痛便溏、劳倦发热、肺痿咳嗽、心悸等症。此甘温助脾之功也，但味厚而太甜，补药中不宜多用，恐腻膈不思食也。

大枣、生姜、炙甘草三药合用，加强了健脾和营，开胃进食的功效。临床上这三味药很少单独处方，往往配伍其他中药，作为一个调和剂而使用。如脾胃寒湿，长作泄泻，完谷不化，常与四神丸、痛泻要方配合使用，效果可靠。

有时候在配方中作为君药出现的，如炙甘草汤，是一首益气滋阴、补血复脉的有效方剂。方中炙甘草、人参、大枣益气以补心脾，生姜性味辛温，具有通阳复脉之功，与益气滋阴药相伍，既可温而不燥，亦可使气血流通，脉道通利，共收益气复脉、滋阴补血功效。

在一些康复保健方面，有人坚持数十年，以大枣、生姜、甘草泡茶饮，对健康很有意义。首届国医大师路志正，吃醋泡姜 40 多年，每天早上吃 1~2 片，体检证明 90 岁的年纪，40 岁的心脏。路老开方经常用姜作为药引："含口姜，保安康。"

人参藿香汤

【组成】

藿香去梗　人参切片，各六两（224克）　半夏汤洗七次姜汁制，二两半（93克）

【用法】

上捣为粗末，入人参令匀，每服三钱（11克），水一盏半，生姜十片，煎至一盏，去滓，通口服，孕妇忌。

【功能】

温脾胃，化痰饮，止呕吐。

【主治】

男子、妇人脾胃气弱，呕吐哕逆，饮食不下，手足逆冷，涎痰稠黏。又治似喘不喘，欲呕不呕，彻心愦愦，闷乱不安；或瘴疟诸疾，水浆粥药入口便吐，服之立效。久病翻胃，服之百日痊安。

【按】

人参藿香汤是一首健脾和胃、化饮止呕的方子。由于脾胃虚弱运化失司，胃气上逆则呕吐恶逆，不欲饮食，脾不能正常布散津液，停湿成饮，聚饮成痰，致肺气失宣，则涎痰稠黏，喘息不安。治宜健脾益气，温化痰饮，和胃降逆。方中人参大补元气，补肺益脾，生津和胃，既能用于久病气虚，又可用于急救虚脱，故为益气扶正的要药。藿香芳香而不猛烈，温而不偏燥热，既能散表邪，又能化里湿。由于湿性滞腻，脾胃受阻则中气不得疏畅，藿香芳香化湿而悦脾，故一般认为它又有"快气宽中"或"宣中解郁"的功效。半夏主要功能为化痰止呕，故为脾胃两经的要药。脾为生痰之源，肺为储痰之器。痰湿恋脾，半夏能燥湿化痰；胃气不和，半夏能和胃降逆。半夏化痰，以脾不化湿，聚而为痰者为主，因其性温燥，故对于寒痰，亦可应用。半夏止呕，以痰气壅塞，胃逆不和者为主，具有很好的降逆止呕作用，故对痰饮呕吐、胃虚呕吐更佳，配人参增强了扶正祛邪的功能。如《金匮要略》大半夏汤，以半夏配伍人参、白蜜同用，治疗胃虚呕吐甚佳。三药合用，健脾益气，燥湿化痰，和胃止呕，临床上常与他方配合应用。

草果饮

【组成】

紫苏叶　草果仁　川芎　白芷　高良姜炒　青橘去白，炒　甘草炒

【用法】

上等分，为粗末，每服二大钱（7 克），水一盏煎至七分，去滓热服，二滓并煎，当发日连进二服，无不效验。

【功能】

温脾燥湿，祛痰治疟。

【主治】

脾寒疟疾。

【按】

草果饮主治脾寒疟疾，疟疾是经蚊叮咬而感染疟原虫所引起的虫媒传染病，以周期性寒战、发热、头痛、出汗和贫血、脾肿大为特征。儿童发病率高，大都在夏秋季节流行。草果饮由紫苏叶、草果仁、川芎、白芷、高良姜、青橘、甘草七味药组成。草果仁性味辛温，消食化积。"温脾胃、止呕吐，治脾寒湿、寒痰；益真气，消一切冷气膨胀，化疟母，消宿食，解酒毒、果积。兼辟瘴解瘟。"（李杲语）紫苏叶，既能发汗散寒以解表邪，又能行气宽中，解郁止呕，故对风寒表证而兼见胸闷呕吐症状的，使用本品，很是适宜。高良姜辛热，入脾胃经，散寒止痛。治脾胃中寒，脘腹冷痛，呕吐泄泻，噎膈反胃，食滞、瘴疟，冷癖。对胃火作呕、伤暑霍乱、火热注泻、心虚作痛，咸忌之。川芎能活血祛瘀，祛风止痛，善于走散，兼有行气作用，故前人说它能"上行头目，下行血海"，为"血中之气药"。在补血方中配用，能通达气血，可使补而不滞。

在解表、温中、祛风、化湿诸方中，川芎能起到疏通经络，引药上行或下行，直达病所的作用。白芷辛散祛风，温燥除湿，芳香通窍，善能止痛，又可消肿排脓，它的止痛功效良好，根据临床实践，不仅可用治头痛，也可用于风湿痛。正如李杲所云："白芷，疗风通用，其气芳香，能通九窍，表汗不可缺也。"《本草纲目》云："白芷色白味辛，行手阳明庚金；性温气厚，行足阳明戊土；芳香上达，入手太阴肺经，……故所主之病不离三经，如头目眉齿诸病，三经之风热也；如漏带痛疽诸病，三经之湿热也；风热者辛以散之，湿热者温以除之，为阳明主药，故又能治血病、胎病，而排脓生肌止痛"。青橘当以青皮解，《本草汇言》有青橘皮条目可证。能消膈气，化痰涎，和脾止嗽，通五淋。中酒呕吐恶心，煎饮之效。甘草炒用，多用以健脾，也有补气作用。全方合用，温脾燥湿，祛痰治疟。

　　疟疾之为病，由于医药卫生的发展，很多传染病得以控制，疟疾这种病在临床上已很少见了。

四 清热剂

导赤散

【组成】

干生地黄　木通　甘草生，各等分

【用法】

上㕮咀，每服三钱（11克），水一盏，竹叶少许，同煎至六分，去滓，温服，不拘时候。

【功能】

清心利尿。

【主治】

大人、小儿心经内虚，邪热相乘，烦躁闷乱，传流下经，小便赤涩淋涩，脐下满痛。

【按】

本方治心经与小肠有热之证，症见心胸烦热，口渴面赤，口舌生疮等皆为心火循经上炎之象；心与小肠相表里，心热下移小肠，泌别失职，乃见小便赤涩且痛等。故方用生地凉血滋阴以制心火，木通上清心经之热，下则清利小肠，利水通淋。生甘草清热解毒，调和诸药，临床上多用其"梢"，意能"直达"茎中止淋痛。竹叶清心除烦。全方配伍大意，为清心与养阴两顾，利水并导热下行，共收清心利尿养阴、利水通淋之效。

导赤散以清心火、利小便，在清热剂中是个药简力宏方子。主治心经有热，症见口渴面赤，心胸烦热，渴欲冷饮，口舌生疮，或心移热于小肠，症见小便赤涩，溲时刺痛，舌红脉数。心主神明，心经有热，神明被扰，故心胸烦热。于少阴心之脉沿食管上行，经过咽部，若心火上炎，灼伤津液则口渴面赤，渴喜冷饮。舌乃心之苗，火郁薰蒸于上，故见口舌生疮。心与小肠相表里，若心移热于小肠，则见小溲短赤而涩，尿时灼热刺痛，舌红脉数也为心经有热之证。

此方清心火利小便，治小儿病多用，小儿是稚阴稚阳之体，易受损伤，在病情不重的情况下用本方，利水而不伤阴，泻火而不伐胃，滋阴而不敛邪，虽有清心之效，但重在导引心与小肠之热，从小便而解，此为立方之旨。

中医认为，小肠泌别清浊，浊者入大肠，清者入小肠，水液入膀胱。所以小肠为"受盛之官，"它不是"传导之官"，大肠是"传导之官"。方剂导赤散证是由于心经之热下移于小肠。心经之热可以由多种原因产生，大人主要是由于情志，五志之火，由于劳伤心肾，心阴伤，心火盛，而心火下移于小肠，所以上焦可见心烦，甚至于口舌生疮，口渴面赤，但不是辨证要点。重点要看小便，心中烦热，小儿可以见烦躁，身热并不高，就要用导赤散使热从小便而出。但须注意，心为火脏，服药后病证一除，即应停药，避免用药太过损伤心阳而致他病。

笔者治疗小便淋证，症见小便短涩，痛引脐中，甚则腰痛，腹胀，脉弦数或细数，苔白腻或薄黄等，常以本方为基础。砂淋加海金沙、萹蓄、金钱草，血淋加白茅根、生侧柏、小蓟，气淋加川朴、香附，临床效果满意。

导赤散除用于各种热淋外，还可用于各种毒热引起的口腔溃疡，如磷中毒、放射性口腔溃疡属于心胃毒热上攻者；八正散清利三焦湿热作用大于导赤散，更为多用，对产后、术后引起的膀胱麻痹、肛肠术后的尿潴留都有良好的疗效。

【集解】

1.《医方考》：是方也，生地黄可以凉心，甘草梢可以泻热，佐之以木通，则直走小肠、膀胱矣。名曰导赤者，导其丙丁之赤，由溺而泄也。

2.《古今名医方论》：钱乙制此方，意在制丙丁之火，必先合乙癸之治。生地黄凉而能补，直入下焦，培肾水之不足。肾水足，则心火自降，佐以甘草梢，下行缓木之意，即以泻心火之实，且治茎中痛，更用木通导小肠之滞，即以通心火郁，其一治两得者也。此方凉而能补，较之用苦寒伐胃，伤其生气者远矣。

3.《绛雪园古方选注》：生地入胃而能下利小肠，甘草和胃而下疗茎中痛，木通淡竹叶皆轻清入腑之品，同生地、甘草，则能从黄肠导有形之热邪入于赤肠，其浊中清者，复导引渗入黑肠而令气化，故曰导赤。

4.《名医方论》季楚重：经云：两精相搏谓之神。是神也者，恃心中之真液，肾中之真气以养者也；故心液下交，而火自降，肾气上承，而水自生。前贤以生脉救真液，是治本不治标也；导赤散清邪火，是治标以固本也。钱氏制此方，意在制丙丁之火先合乙癸之治。生地黄凉而能补，直入下焦，培肾水之不足，肾水足则心火自降。尤虑肝木妄行能生火以助邪，能制土以盗正，佐以甘草梢，下行缓木之急，即以泻心火之实，且治茎中痛。更用木通导小肠之滞，即以通心火之郁，是一治两得者也。泻心汤用黄连所以治实邪，实邪责木之有余，泻子以清母也；导赤用地黄所以治虚邪，虚邪责水不足，壮水以制火也。此方凉而能补，较之用苦寒伐胃，伤其生气者远矣。

清心莲子饮

【组成】

黄芩　麦门冬去心　地骨皮　车前子　甘草炙,各半两（19克）　石莲肉去心
白茯苓　黄芪炙　人参各七钱半（28克）

【用法】

上锉散，每三钱（11克），麦门冬十粒，水一盏半，煎取八分，去滓，
水中沉冷，空心食前服。发热加柴胡、薄荷煎。

【功能】

滋阴清热，益气通淋。

【主治】

心中蓄积，时常烦躁，因而思虑劳力，忧愁抑郁，是致小便白浊，或有沙膜，
夜梦走泄，遗沥涩痛，便赤如血；或因酒色过度，上盛下虚，心火炎上，肺金受克，
口舌干燥，渐成消渴，睡卧不安，四肢倦怠，男子五淋，妇人带下赤白；及病后
气不收敛，阳浮于外，五心烦热。药性温平，不冷不热，常服清心养神，秘精补虚，
滋润肠胃，调顺血气。

【按】

清心莲子饮，主治气阴两虚，心火偏旺，湿热下注之证，是治内伤之热。
而产生的心火盛，心肾不交，水火不得既济，就是说心火不得下交于肾，肾水
不得上济于心，而致精关不固，所产生的小便异常，淋浊不利，甚至可以出现
遗精，妇人亦可见血崩带下，这并不是湿热下注，是劳心过甚使然。这个方子
是很好的清心肾药，气阴两补，心肾两补，方中人参、黄芪、白茯苓、炙甘草
为四君子汤去白术加黄芪，增强了补气健脾的作用，在益气补虚方面，配合人

参，则大补元气；石莲子甘平而涩，入心脾肾经，能养心安神、益肾固精、健脾止泻；黄芩清热燥湿，泻火解毒，能清实热，泻肺火；地骨皮清热凉血，退虚热，对阴虚发热、低热不退等症，尤为适宜；麦门冬清心润肺，养胃生津，味甘气凉，质柔多汁，长于滋燥泽枯，养阴生津，且能清心除烦；车前子甘寒滑利，性专降泄，有通利小便，渗湿泄热，清肝明目的功效，是利水通淋止泻的佳品。全方共奏益气阴、清心火、止淋浊的功效。

考石莲肉当是指石莲子去皮及芯的加工品。石莲子为睡莲科植物莲藕的老熟果实或落入泥土中之果实日久天长的品种，其皮色黑而质坚硬如石，故称石莲子。据目前资料，该品有两种——甜石莲和苦石莲，甜石莲为睡莲科莲的老熟经霜的果实；而苦石莲则属蒙药，是豆科植物喙荚云实的成熟种子。但《中药材正名辞典》则无此语。总之就目前的实际情况看，一般中药房不备，尝以莲子去芯代之。

方剂学名著《医方集解》中无清心莲子饮，有莲子清心饮，较局方多柴胡一味，其方解可资参考：此手足少阴、足少阳太阴药也，参、耆、甘草，所以补阳虚而泻火，助气化而达州都。地骨退肝肾之虚热，柴胡散肝胆之火邪。黄芩、麦冬清热于心肺上焦，茯苓、车前利湿于膀胱下部，中以石莲清心火而交心肾，则诸证悉退也。

羚羊角散

【组成】

羚羊角锉　黄芩　升麻　甘草炙　车前子各十两（373克）　栀子仁　龙胆草各五两（186克）　决明子二十两（745克）

【用法】

上为末，每一钱（4克）食后温热水调下，日进三服，小儿可服半钱（2克）。

【功能】

清肝明目。

【主治】

大人、小儿一切风热毒，上攻眼目，暴发赤肿，或生疮疼痛，隐涩羞明。

【按】

羚羊角散，是一首清肝明目的方子。由于肝开窍于目，肝火上炎，风热上攻，症见头痛、目赤、羞明怕光。方中羚羊角善清肝火，解热毒，且能平肝息风，对于肝阳上亢，肝火炽盛之目赤肿痛，效果良好；决明子清肝明目，用于目赤肿痛、羞明多泪，系肝火上扰，或风热上壅头目所致。决明子既能清泄肝胆郁火，又能疏散风热，为治目赤肿痛的要药，两药共为君药。栀子仁清热泻火，凉血解毒，苦寒泄降，泻三焦火，凉血清心；黄芩清热燥湿，泻火解毒，能泻上焦肺火，除肠中湿热；车前子甘寒滑利，性专降泄，有通利小便，渗湿泄热，清肝明目的功效；龙胆草清热燥湿、泻火定惊，为泻肝胆实火的要药，配合栀子、黄芩加强了清肝泻火、明目消肿的功效，与车前子相合，使上焦实热从小便而解，共为臣药。升麻一药，有升举透发及清热解毒等功效，还能引药上行直达病所而上清头目，甘草调和诸药，是为佐使药。全方共奏清肝明目之功能。

　　对于肝火炽盛的目赤肿痛，羞明怕光，口苦咽干，笔者常用羚羊角散加青葙子 15 克，白蒺藜 10 克，以水牛角丝 20 克代替羚羊角，临床疗效满意。若肝阳上亢以眩晕为主，本方加钩藤 30 克，泽泻 30 克，夏枯草 15 克，煎服 5 剂而取效。

洗肝散

【组成】

当归去芦　薄荷去梗　羌活去芦　防风去芦　山栀子仁　甘草炙　大黄煨

川芎各二两（75克）

【用法】

上为末，每服二钱（7克），冷水或熟水调下，食后，日服见效。

【功能】

散风热，明目退翳。

【主治】

风毒上攻，暴作赤目，肿痛难开，陷涩眵泪，昏暗羞明，或生翳膜，并皆治之。

【按】

洗肝散是一首祛风明目、和血养肝的方子，治风毒上扰、肝火浮越的目赤肿痛。方中羌活祛风，胜湿解痉，既能发散风寒，又能发散风热，大开太阳之表，使邪从外而解。薄荷能疏散风热，清利头目，以助羌防祛风清热泻火、凉血解毒。栀子性味苦寒泄降，能泻三焦火，凉血清心热，大黄攻积导滞、泻火凉血，使实火从大便而出，火性炎上，泻火即可明目。当归、川芎入肝经，和血养肝，当归补血，其性动而主走，川芎能活血祛瘀，祛风止痛，善于走散，兼有行气作用，故前人说它能"上行头目，下行血海"，为"血中之气药"。甘草缓其急而调和诸药，全方乃成散风热、清头目、明目退翳之剂。

【集解】

1.《成方便读》：方中羌活、防风大开太阳之表，使邪从外解；薄荷能清利头目，轻宣上焦，以助羌防之不逮，于是表邪自无容留之地；栀子专清上焦之火，能屈曲下行，导火邪从小便而出；大黄泻实火从大便而出，于是里邪亦无留着矣；甘草缓其急，而和其诸药；归、芎和血养肝，以善其后耳。

2.《眼科阐微》：川芎、当归入肝经，养肝血；肝主风，防风、羌活、薄荷，皆风药也；肝者火之母，一火动则五火俱煽而动，栀子、甘草所以清肝火也。诸药皆涤荡之品，故曰洗肝散。

人参鳖甲丸

【组成】

杏仁汤浸，去皮尖，炒　人参　当归洗焙　赤芍药　甘草炙　柴胡去苗　桔梗去芦，各一两（37克）　地骨皮　宣黄连去须　胡黄连各一分（9克）　肉桂去粗皮　木香各半两（19克）　麝香别研半分（4.5克）　鳖甲一枚，可重二两者，醋炙黄色为度

【用法】

上为细末，用青蒿一斤（596克），研烂绞取汁，童子小便五升（3 300毫升），酒五升（3 300毫升），同煎至二升（1 320毫升）以来，次入真酥三两（112克），白沙蜜三两（112克），再熬成膏，冷，方下众药末；搜和令匀，丸如梧桐子大，每服五十丸，温酒送下，不拘时候。

【功能】

益气除蒸，退虚热。

【主治】

妇人一切虚损，肌肉瘦瘁，盗汗心忪，咳嗽上气，经脉不调，或作寒热，不思饮食。

【按】

人参鳖甲丸是一首补虚益气、除蒸退虚热的方子。由于禀体气阴两虚，症见骨蒸潮热、盗汗心悸，虚热内生而致肺气不利，咳嗽上气而喘促。方以人参益气补肺，生津养胃；当归补血和血；杏仁、桔梗、甘草可润肺下气，止咳平喘；桔梗甘草相合，宣肺祛痰，利咽止咳；柴胡解肌清热；地骨皮清热凉血，退虚热；胡黄连清热燥湿，退骨蒸潮热；地骨皮、青蒿清内热以治骨蒸；肉桂、木香以行气散寒；赤芍散血中之瘀；杏仁破气中之滞；鳖甲味咸性平，滋阴潜

阳，散结消癥。相须相助，清中寓补，补中寓清，清退虚热之功明显增强，可治阴虚发热，午后潮热，搜骨蒸之热。而以麝香为引者，是取其辛温开窍，活血散结。全方共奏益气除蒸、清退虚热之功。

鳖甲与龟板都能滋阴潜阳，治虚热盗汗及阴虚阳亢等症，两药往往同用。但鳖甲清虚热的作用较好，且能通血脉破瘀散结，可用于肝脾肿大，月经闭止；龟板则补血止血、益肾健骨，可用于崩漏下血及筋骨痿软，这是两药不同之点。

【集解】

《济阴纲目》汪淇笺释：此方谓治虚损者，为气血不足也，故用参、归。惟不足，则津液枯而肌肉瘦，故用酥蜜以润之，却酥蜜同杏仁、甘、桂，又可润肺下气而除嗽也。然气不足则寒而心忪，血不足则热而盗汗，又于补气血之中，一加柴胡、地骨、黄连以除热，一加肉桂、木香以温寒，赤芍散血中之瘀，杏仁破气中之滞，胡连、鳖甲、青蒿、童便搜骨蒸之热，而以麝香为引者，是欲内外通而结热散也。

戊己丸

【组成】

黄连去须　吴茱萸去梗，炒　白芍药各五两（186克）

【用法】

上为细末，面糊为丸，如梧桐子大，每服二十丸，浓煎米饮下，空心日三次。

【功能】

泻肝火，和脾胃。

【主治】

脾受湿气，泄利不止，米谷迟化，脐腹刺痛，小儿有疳气下痢，亦能治之。

【按】

戊己丸是左金丸加白芍而成。功能疏肝和脾，主治肝脾不和，胃痛吞酸，腹痛泄泻，运化不力，以及热泻、热痢等。本方证是肝郁化火所致，肝木克制脾土，肝火犯胃则嘈杂吞酸、呕逆、脘痞嗳气、两胁疼痛。《素问·至真要大论》说："诸逆冲上，皆属于火""诸呕吐酸，暴注下迫，皆属于热"，可见本方证胃痛吞酸的始作俑者是心肝火盛、火热上冲所致。本方特点是黄连、茱萸和白芍是等量配伍，增强了治肝的作用。方中黄连主要是泻心火的，这就是"实则泻其子"，即泻心火就可以清肺金，如是则既泻其子，又清其母，由于肺气清就能制肝（木）火；吴萸辛热，能入肝降逆，使肝脾和调，又可制约黄连，不至于苦寒伤胃；白芍酸寒，入肝经，能养血敛阴、柔肝止痛、平息肝阳。这里的肝脾不和，实际上是肝强脾弱（胃弱），脾胃本身就是虚寒的，所以三药的配伍比例是等量为用。

戊己丸原本是用来治肝的，但现在往往用来治疗神经性结肠炎、溃疡性结肠炎、过敏性结肠炎，常用它和痛泻要方、益气健脾方合在一起，用于治疗这些过敏性结肠炎，效果不错。

黄龙丸

【组成】

黄连去须，三十二两（1192克）　好酒五升（3300毫升）

【用法】

上黄连以酒煮干为度，研为细末，用面水煮糊，搜和为丸，如梧桐子大，每服三十丸，熟水吞下。

【功能】

清热解毒。

【主治】

丈夫、妇人伏暑，发热作渴，呕吐恶心，年深暑毒不瘥者；又疗伤酒过多，壮毒下血，大便泄泻。用温水饮吞下，食前进，一日两服。

【按】

黄龙丸是方剂中的小方，功能清热解毒。由于夏月感受暑湿，暑为火热之气，则发热头痛，口渴面赤；暑热伤胃，胃气上逆而呕吐恶心；暑热伤气，湿阻于里，膀胱气化不利，故见小便不利、大便泄泻等症，治宜清热解毒。方中黄连性寒，味甚苦，功能泻心火，解热毒，为治痢止呕的要药。黄连清热燥湿的作用很强，本品酒制，一则制其寒，二则取它引药上行，清头目之火。

黄连之清热、泻火、解毒作用较为全面，且以泻心火、胃火功效较为突出。一般认为，夏季应多食一些苦味食品和蔬菜，而夏季治暑黄连最宜。谢海洲教授认为，生脉饮如加黄连3克，则既可补气阴，又可清除残留暑邪，是治暑热的巧妙方药。

黄连苦寒，入心、肝、胃、大肠经，因其味大苦大寒，临床应用宜详加审视证情。如《本草经疏》说："凡病人血少气虚，脾胃薄弱，血不足，以致惊悸不眠，而兼烦热躁渴，及产后不眠，血虚发热，泄泻腹痛；小儿痘疮阳虚作泄，行浆后泄泻；老人脾胃虚寒作泻；阳虚人天明溏泻，病名肾泄；真阳不足，内热烦躁诸证，法咸忌之，犯之使人危殆。"

目证是心肝火盛，暴赤火眼，红肿热痛，属急性浅层角膜炎者，笔者常取黄连 9 克水煎取汁，纱布热敷外眼，消肿退热疗效满意。

治疗湿疹，取黄连粉 10 克，加蓖麻油 30 克调成混悬液，涂患部，使用中未遇到疖肿等并发症发生。

治疗溃疡性结肠炎，笔者在给内服药的基础上取黄连粉 6 克配合 150 毫升盐水，混匀，定位保留灌肠，隔日灌一次，7 次为一疗程。

【集解】

1.《本草经疏》："黄连为病酒之仙药，滞下之神草，六经所至，各有殊功，其主热气目痛，眦伤泪出，明目、大惊、益胆者，凉心清肝胆也。肠澼腹痛下痢，《别录》主泄澼，泄者，泻利也，澼者，大肠下血也，俗呼为脏毒。除水、利骨、厚肠胃、疗口疮者，涤除肠、胃、脾三家之湿热也。久服令人不忘者，心家无火则清，清则明，故不忘。"

2.《本草正义》："黄连大苦大寒，苦燥湿，寒胜热，能泄降一切有余之湿火，而心、脾、肝、肾之热，胆、胃、大小肠之火，无不治之。上以清风火之目病，中以平肝胃之呕吐，下以通腹痛之滞下，皆燥湿清热之效也。又苦先入心，清涤血热，故血家诸病，如吐血溲血，便血淋浊，疮漏崩带等症，及痈疡斑疹丹毒，并皆仰给于此。但目疾须合泄风行血，滞下须兼行气导浊，呕吐须兼镇坠化痰，方有捷效，仅恃苦寒，亦不能操必胜之券。且连之苦寒，尤以苦胜，故燥湿之功独显，凡诸证之必需于连者，类皆湿热郁蒸，恃以为苦燥泄降之资，不仅以清热见长，凡非舌厚苔黄，腻浊满布者，亦不任此大苦大燥之品。即疮疡一科，世人几视为阳证通用之药，实则为疗毒一证发于实火，需连最多，余惟湿热交结，亦所恒用。此外血热血毒之不挟湿邪者，自有清血解毒之剂，亦非专恃黄连可以通治也。"

如圣汤

【组成】

苦桔梗炒、一两（37克）　甘草炒，二两（75克）

【用法】

上为粗末，每服二钱（7克），水一盏，煎至七分，去渣，温服；小儿时时呷服，食后、临卧。

【功能】

解毒利咽。

【主治】

风热毒气，上攻咽喉，咽痛喉痹，肿塞妨闷；及肺痈咳嗽，咯唾脓血，胸满振寒，咽干不渴，时出浊沫，气息腥臭，久久吐脓，状如米粥。又治伤寒咽痛。

【按】

桔梗辛散苦泄，善能宣肺通气，祛痰排脓，故适用于咳嗽多痰，咳痰不爽，咽痛、失音以及肺痈等症。甘草补中益气，泻火解毒，润肺祛痰，缓和药性，缓急定痛。甘草能补脾胃不足而益中气，炒用，多用以健脾，也有补气作用，桔梗配甘草，可祛痰利咽。

如圣汤方源于《金匮要略》桔梗汤方，剂量相同，不同之处在于《金匮要略》用生甘草。如圣汤，桔梗、甘草均炒制，此方倍用炒甘草，和中清热，补虚扶正；桔梗利咽止咳，排脓解毒，是急来缓受、轻可去实的方法。因为此时风热毒气上攻咽喉，肺痈咳嗽，痈脓已成，热毒已极，大有肺坏叶烂，痈穿脓溃的趋势，攻伐固然不可，提补亦无可能，只有此苦甘缓法，徐徐排泄，脓血自出，先消除其冲墙倒壁之势，然后徐图扶正祛邪，从容杀敌，真是大手法。此等症若遇着粗工，手忙脚乱，攻补分施，就毫无生机了。此等须要特别留心，如果桔梗倍用甘草，就不仅失去了缓解的效果，反而招致升提的危险，适得其反。

印会河教授治疗慢性咽炎，症见咳嗽吐痰，咽部异物感，口干舌红，常以解毒利咽，润肺化痰法。方用桔梗 10 克，生甘草 10 克，牛蒡子 12 克，锦灯笼 10 克，玉蝴蝶 10 克，沙参 15 克，板蓝根 20 克，鱼腥草 30 克，枇杷叶 10 克，芦根 30 克，上肉桂 1 克，生石膏 30 克，水煎服，疗效满意。

大香连丸

【组成】

黄连去芦须，二十两（745克），用茱萸十两（373克）同炒令赤，去茱萸不用　木香不见火，四两八钱八分（182克）

【用法】

上为细末，醋糊为丸，如梧桐子大，每服二十丸，饭饮吞下。

【功能】

清热燥湿，行气止痢。

【主治】

丈夫、妇人肠胃虚弱，冷热不调，泄泻烦渴，米谷不化，腹胀肠鸣，胸膈痞闷，胁肋胀满；或下痢脓血，里急后重，夜起颇并，不思饮食；或小便不利，肢体怠惰，渐即瘦弱，并宜服之。

【按】

大香连丸，由黄连、木香组成，是一首清热燥湿、行气止痢的方子。由于肠胃虚弱，冷热不调，暴饮暴食，胃肠功能受损，气机不利，故出现胸膈痞满，腹胀肠鸣，或里急后重，或下痢脓血，饮食不思而肢体怠惰。

方中从剂量来看，黄连大于木香的四倍量，是方以清热燥湿为主。黄连苦寒，气薄味厚，清热燥湿，泻火解毒，厚肠止泻；木香辛温芳香，健胃消食，行气消胀，行气止痛。二药为伍，一寒折，一温散，调升降，理寒热，共奏调气行滞，厚肠止泻、止痢之效。黄连、木香参合，治疗痢疾最为常用，古云以黄连厚肠止痢，实属现代医学抑制痢疾杆菌。用木香调气行滞，消除里急后重之苦，此即金代医学家刘河间所说："行血则便脓自愈，调气则后重即除"之意。二药参合，相互为用，故治痢甚效。若伍以马齿苋、血余炭、益元散，其效更著。

临床急性细菌性痢疾，症见下腹疼痛，里急后重，下痢赤白者，常以大香连丸加味。处方：黄连 6~9 克，木香 9 克，马齿苋 30 克，白头翁 10 克，诃子 10 克，生薏仁 30 克，秦皮 9 克，桃仁 9 克，炒莱菔子 15 克，败酱草 18 克，水煎服而取效甚捷。

大香连丸即现在通行方书中的香连丸，如《医方集解》《中医方剂学》乃至《中国药典》亦然。据考，《太平惠民和剂局方》不论是十卷本，还是五卷本，都有大香连丸。据考，最接近《局方》原貌的五卷本则另有香连丸一方，属固涩剂，今录之如下，供参考：（原书中无木香，疑为遗漏）白石脂、龙骨、干地黄（炮）、黄连（去须、微炒）、白矾煅，各半两（10 克）。如是看来，现在方书中的香连丸应回归《局方》中的正名，曰大香连丸为是。

草龙胆散

【组成】

川芎不见火　香附炒去毛，各四两（149克）　龙胆草洗去芦　草决明子微炒
甘草炙　木贼洗净，去芦　菊花去梗，各二两（75克）

【用法】

上为细末，每服二钱（7克），用麦门冬，熟水入砂糖少许同调，食后服；
或米泔调服亦得，食后或临睡服之。

【功能】

泻肝火，明目退翳。

【主治】

上焦受于风热，气毒攻冲，眼目暴赤，碜涩羞明；肿痛多眵，迎风有泪，
翳膜攀睛，胬肉隐痛，并皆治之。

【按】

草龙胆散是一首清肝明目的方子。肝主疏泄，又主藏血，在体为筋，开窍
于目。肝火上炎，肝火循经上攻头目，气血壅盛络脉，故头晕胀痛，面红目赤，
甚则翳膜攀睛，胬肉隐痛。治宜泻肝火，明目退翳。方中龙胆草，又名龙胆，
性味苦寒，入肝胆经，泻肝胆实火，清下焦湿热。《本草纲目》："相火寄在
肝胆，有泻无补，故龙胆之益肝胆之气，正以其能泻肝胆之邪热也。但大苦大
寒，过服恐伤胃中生发之气，反助火邪，亦久服黄连反从火化之义。"木贼疏
风热，退翳膜，用于风热引起的目赤、翳膜等症，对于目病而兼有表证者为适
宜。《本草经疏》："木贼草，首主目疾，及退翳膜，泻肝胆而明目也。"菊
花一药，主要分为白菊、黄菊、野菊。黄白两菊，都有疏散风热，平肝明目，

清热解毒的功效。白菊花味甘，清热力稍弱，长于平肝明目；黄菊花味苦，泻热力较强，常用于疏散风热；野菊花味甚苦，清热解毒的力量很强。决明子甘、苦、咸、微寒，入肝胆经，清肝明目，用于目赤肿痛、羞明多泪、白内障等症，系肝火上扰，或风热上壅头目所致。决明子既能清泄肝胆郁火，又能疏散风热，为治目赤肿痛的要药。川芎能活血祛瘀，祛风止痛，善于走散，兼有行气作用，故前人说它能"上行头目，下行血海"，为"血中之气药"。香附为疏肝理气解郁的要药，且能调经止痛。《本草纲目》："香附之气平而不寒，香而能窜，其味多辛能散，微苦能降，微甘能和。生用则上行胸膈，外达皮肤，熟用则下行肝肾，外彻腰足。炒黑则止血，得童溲浸炒则入血分而补益，盐水浸炒则入血分而润燥，青盐炒则补肾气，酒浸炒则行经络，醋浸炒则消积聚，姜汁炒则化痰饮。"甘草甘、平，入十二经，补中益气，泻火解毒，润肺祛痰，缓和药性，缓急定痛。方中炒甘草，多用以健脾，也有补气作用。

全方相伍，理气活血、清肝益脾并用，共奏泻肝火、明目退翳之效。

三黄丸

【组成】

黄连去须芦　黄芩去芦　大黄煨,各十两（373克）

【用法】

上为细末,炼蜜为丸,如梧桐子大,每服三十丸,用熟水吞下,如脏腑壅实,加服丸数,小儿积热,亦宜服之。

【功能】

泻火解毒,燥湿泻热。

【主治】

丈夫、妇人三焦积热。上焦有热,攻冲眼目赤肿,头项肿痛,口舌生疮;中焦有热,心膈烦躁,不美饮食;下焦有热,小便赤涩,大便秘结,五脏俱热,即生痈疖疮痍;及治五般痔疾,粪门肿痛,或下鲜血。

【按】

三黄丸是一首泻火解毒的方子。由于三焦火热灼盛,而致一派实火症状。上焦积热上攻,则眼目红肿赤痛,头痛及口舌生疮;中焦热盛,则心膈烦躁,不欲饮食;下焦有热,则小便赤涩,大便秘结或下鲜血。治宜清三焦火热。方中黄连大苦大寒,清热燥湿,泻火解毒是其主要功效;入心经,善清心火,临床每用为主帅;入中焦,善清中焦邪热,为泻肝、胆、胃火之要药;入大肠,治下焦胃肠积滞之湿热,为湿热泻痢之佳品;又入血分,涤血热,解一切疮痈火毒,治高热神昏之症亦尤为必须;其外用所治诸症,亦皆取其泻火解毒之功。

本方证为火热毒盛,热毒充斥三焦,故治宜泻火解毒,苦寒直拆其热。集连、芩、大黄,大苦大寒之品于一方之中,而以黄连清泻心火为主,兼泻中焦之火。

因心主神明，泻火必先清心，心火宁则诸经之火自降，是以黄连为君药；黄芩善清肺热，泻上焦之火为臣药；大黄苦寒泻热毒，破积滞，行瘀血，泄热通便，荡涤胃肠之积垢，从而有利于推陈致新，使胃肠功能恢复，是为佐使药，配合黄连、黄芩，增强泻热解毒作用，使三焦之火悉平，诸症得解。本方大苦大寒，易于化燥伤阴，只宜短期使用，不宜反复应用。

黄连生用，清心和大肠火；姜汁炒用，泻胃火；拌吴萸或猪胆汁炒，清泻肝胆实火；酒炒，治上焦之火。本品效用广泛，《珍珠囊》曰："其用有六，泻心脏火一也，去中焦湿热二也，诸疮必用三也，去风湿四也，治赤眼爆发五也，止中部见血六也。"

本方为热毒壅盛三焦所致之证而设。如口内生疮或齿龈肿痛出血，笔者以本方加金银花、连翘、生地、茜草，以增强泻火解毒、凉血止血作用，而大黄取其微量，仅用 2 克，以增开胃进食之功。治疗湿热火毒所致的各种疔疮痈疖，局部红肿热痛者，本方合五味消毒饮化裁，酌加公英、地丁、生甘草，以增强清热解毒、消散痈疮之力。

锦鸠丸

【组成】

草决明子　蕤仁去皮　羌活去芦　瞿麦各三两（113克）　细辛去苗　牡蛎洗、火煅、取粉　黄连去须　杜蒺藜炒去尖角　防风去芦　肉桂去粗皮　甘菊花净，各五两（186克）　白茯苓去皮，四两（149克）　斑鸠一只，去皮毛肠嘴爪，用文武火连骨炙干　羖羊肝一具，薄批，炙令焦　蔓荆子二升（188克），淘洗，绢袋盛，饭甑蒸一伏时，日干

【用法】

上十五味为末，炼蜜和杵五百下，丸如梧桐子大。每服十五丸至二十丸，以温水或温酒下，空心、日午、临卧日三服。如久患内外障眼，服诸药未效者，渐加服五十丸，必效；暴赤眼疼痛，食后用荆芥汤卜二十丸。

【功能】

祛风清热，补肝明目。

【主治】

肝经不足，风邪内乘上攻，眼暗泪出，怕日羞明，隐涩痒痛，瞻视茫茫，多见黑花，或生翳膜，并皆治之。

【按】

锦鸠丸是一首祛风清热、补肝明目的方子。由于禀素肝肾不足，肝火上扰或风热上壅头目而见羞明怕光，眼暗泪出，视物昏花或目生翳障。方中菊花一药，主要分为白菊、黄菊、野菊。黄白两菊，都有疏散风热、平肝明目、清热解毒的功效。牡蛎生用重镇平肝，煅用收敛固涩，生牡蛎有养阴潜阳的作用，又有养阴息风的功效，有助于平肝明目。黄连性寒，味甚苦，功能泻心火，解热毒，有清肝明目的作用。杜蒺藜平肝、疏肝、祛风、明目，用于肝阳上亢所

致头晕眼花及肝经风热所致目赤多泪，配合菊花、决明子等，增强祛风明目之功。防风一药，顾名思义，是具有祛风止痛作用的药物。因为它微温而不燥，药性较为缓和，故又可用于风热壅盛，目赤肿痛，咽喉不利等症。羌活祛风解表、止痛；细辛发散风寒，祛风止痛。方中之所以配伍防风、羌活、细辛这些祛风止痛类药，主要是取其升散浮越的意思，可引诸药直达病所。另外，从宋代整个配方来看，有时不论病之是热、是寒，都善用祛风解表、止痛的药物，这也是时代的特点，时代的风格。再用瞿麦清热利水通淋，茯苓利水渗湿，健脾和中，两药相伍，取其分消湿热，使清消分明，补而不滞。斑鸠入药，能益气明目，补肾强筋骨。《本草纲目》引证《范汪方》曰：治目有斑鸠丸，《总录》治目有锦鸠丸，倪惟德氏谓斑鸠补肾，故能明目。窃谓鸠能益气，则能明目矣，不独补肾已尔。"《本草衍义》："斑鹪，斑鸠也，有有斑者，有无斑者，有灰色者，有小者，有大者。久病虚损人食之，补气。虽有此数色，其用则一也。"羊肝，益气，补肝，明目，治血虚萎黄羸瘦，肝虚目眩昏花、雀目、青盲、障翳。《本草纲目》引《原机启微》云，羊肝补肝，与肝合，引入肝经，故专治肝经受邪之病。今羊肝丸治目有效，可征。"方中用蔓荆子，散风热，清头目，与菊花、决明子、防风配伍能祛风邪而清头目，以治风邪所致的目赤肿痛，头目昏暗。方中葳蕤即萎蕤，亦称玉竹，味甘多汁，质柔而润，长于养阴，补而不腻，适用于内热燔灼而耗伤脾胃阴液，其养阴润肺的功效与天冬、麦冬相近，养阴而不恋邪，可增强菊花、决明子、蒺藜养阴清肝之故。肉桂温中补阳，散寒止痛，有温营血、助气化、散寒凝的作用。

全方十五味药相合，散不伤津，苦不碍胃，补不滋腻，药性缓和，共奏祛风清热、补肝明目之效。

【集解】

《原机启微》："方以甘菊花、草决明主明目为君；以葳蕤、牡蛎、黄连、蒺藜除湿热为臣；以防风、羌活、细辛之升上，瞿麦、茯苓之分下为佐；以斑鸠补肾，羊肝补肝，肉桂导群药为使。"

五 温里剂

附子理中丸

【组成】

附子炮，去皮脐　人参去芦　干姜炮　甘草炙　白术各三两（112克）

【用法】

上为细末，用炼蜜和为丸，每两作十丸，每服一丸，以水一盏化破，煎至七分，稍热服之，空心食前。

【功能】

温阳健脾，祛寒止痛。

【主治】

脾胃冷弱，心腹绞痛，呕吐泄利，霍乱转筋，体冷微汗，手足厥寒，心下逆满，腹中雷鸣，呕哕不止，饮食不进，及一切沉寒痼冷，并皆治之。

【按】

附子理中丸主治脾胃虚寒证，证属虚寒，非温热而寒不能除，非补益则虚损不平。《素问·至真要大论》曰："寒淫所胜，平以辛热。"《素问·阴阳应象大论》曰："形不足者，温之以气。"脾主运化而升清阳，胃主受纳而降浊阴。今中虚有寒，升降失职，故为吐利腹胀，不欲饮食，治当温中以祛寒，补气而健脾，助运化而复升降，则诸症自愈。方中附子辛甘大热，其性善走，善补命门益先天真火以暖脾土，壮元阳助五脏阳气以散寒凝；干姜大辛大热，能走能守，温里散寒，尤长于暖脾胃，为温中散寒之要药。两药相须为用，温中散寒，回阳救逆之力显著增强，共为君药。虚则补之，"补后天之气无如人参"，故用人参补益脾气，助运化而正升降，为臣药。脾虚则生湿，白术甘缓苦温，气香芳烈，长于健脾燥湿，为补脾益气之要药，尤善燥脾湿，补脾阳，

《珍珠囊》云其"除湿益气，和中补阳"，故用为佐药。再以炙甘草益气补中扶正，调和药性，为使药。五药合用，具有温中祛寒、补益脾胃之功。

本方是《伤寒论》理中丸加附子而成。程应旄曰："阳之动始于温，温气得而谷精运，谷气升而中气赡，故名曰理中，实以燮理之功予中焦之阳也。"理中丸为温补脾胃，治疗中焦虚寒的要方，加附子则增强温中散寒，有助火以生土之功。若细加分解，方中参附相伍，即参附汤（《校注妇人良方》），具有上助心阳，下补肾阳，中健脾气的强大作用，先后二天齐建，气阳同救，使生命垂危之候得以抢救，故有回阳、益气、救脱之功。正如《删补名医方论》云："补后天之气无如人参，补先天之气无如附子，此参附汤所由立也……二药相须用之得当，则能瞬息化气于乌有之乡，顷刻生阳于命门之内，方之最神捷者也。"附子、干姜、炙甘草相合，即四逆汤（《伤寒论》），方中三药用量虽减，但仍有回阳救逆之功。附子为回阳救逆之第一要药，助干姜健脾阳，干姜助附子壮肾阳，二者相辅相成，使温阳之力更为宏厚，故前人有"附子无姜不热"之说。

理中丸加附子一味，名曰附子理中丸，实则变成参附汤、四逆汤、理中丸三方有机组合，不仅增强温中散寒之力，而且具有脾肾之阳同补、回阳救逆之功，药简效宏。临床常用于脾肾阳虚之阴寒重症，应以腹痛喜温喜按、泄利清稀、四肢厥冷、脉微等为使用要点。

附子理中丸若治脾肾阳虚之五更泻，合四神丸化裁，酌加补骨脂、肉豆蔻、吴茱萸、五味子、或易干姜为炮姜；若泄泻日久，滑脱不禁者，酌加赤石脂、禹余粮、诃子肉等收敛止泻。若治慢性泄泻、慢性痢疾属脾肾阳虚而又寒热错杂者，以附子理中丸为主方，酌加黄连以寒热并治。近年亦用附子理中丸治疗"心动过缓"者，据称有效。

暖宫丸

【组成】

生硫黄六两（224克）　禹余粮醋淬，手拈为度，九两（336克）　赤石脂火煅红　附子炮去皮脐　海螵蛸去壳，各三两（112克）

【用法】

上为细末，以醋糊和为丸，如梧桐子大，每服十五丸至二十丸，空心、食前温酒下，或淡醋汤亦得。

【功能】

温肾固涩，调和冲任。

【主治】

冲任虚损，下焦久冷，脐腹疞痛，月事不调，或来多不断，或过期不至，或崩中漏血，赤白带下，或月内再行，淋漓不止，带下五色，经脉将至，腰腿沉重，痛连脐腹，小便白浊，面色萎黄，肢体倦怠，饮食不进，渐至羸弱；及治子宫久寒，不成胎孕。

【按】

暖宫丸是一首温肾固涩、调和冲任的方子。由于冲任虚损，下焦久冷，致脐腹疞痛，月事不调，及子宫久寒，不成胎孕。方中附子药性刚燥，走而不守，能上助心阳以通脉，中温脾阳以健运，下补肾阳以益火，是温里扶阳的要药。一般认为，应用本品以脉象微细或沉迟或虚大，舌苔薄白或白腻而质淡胖，口不渴，或肢冷畏寒，或大便溏泻等症为宜。生硫黄用于命门火衰，腰酸膝冷，阳痿，以及肾气不纳所致的喘逆和虚寒腹痛等症，本品有补火助阳之功，因本品有毒，非精制者不宜内服，即使精制者内服，也应中病即止，不可久服。附子配硫黄补肾阳而暖命火；禹余粮，也叫禹粮石，甘涩平，入胃与大肠经，涩大肠而止泻痢，与赤石脂作用相似，故两药常配合使用。禹粮石有固涩止血作用，治体虚崩漏可与党参、熟地、赤石脂同用，治带下可与乌贼骨、煅牡蛎等同用。赤石脂涩肠止泻，止血生肌，用于虚寒性泄泻及久痢脱肛等症，本品有酸涩收敛，固肠止泻之效，用于妇女月经过多、崩漏、带下等症。赤石脂能入血分，有止血之功；并有较强的吸附作用，能吸附消化道内有毒物质，保护消化道黏膜，止胃肠道出血。乌贼骨又名海螵蛸，具有止血、制酸的特长，也能固精止带，功专收涩，但多服久服，常有引起大便秘结现象。

全方附子、生硫黄温阳补肾壮命火，禹余粮、赤石脂、乌贼骨收敛固涩止漏下，又能调冲任，暖下元，温肾促孕。五药合用，温补共进，收涩并存，共奏温补固涩、调补冲任之功。

笔者曾以暖宫丸为主方，治疗宫寒不孕者取得满意疗效。李某，女，30岁，结婚5年未孕，患者畏寒、怕冷，月事不调，经期脐腹疼痛，来多不断，舌质淡苔白，脉虚大。治宜补肾调经，暖宫、促孕。处方：附子10克，生硫黄3克，禹余粮15克，赤石脂15克，乌贼骨18克，阿胶珠10克，茺蔚子15克，黄芪30克，菟丝子15克。水煎服7剂，腹痛减，再加艾叶10克，肉桂10克，水煎5剂，下次月经量基本正常。后以此方做蜜丸，服药2月余，已闭经怀孕。

二姜丸

【组成】

干姜炮　良姜去芦头

【用法】

上件等分为细末，面糊为丸，如梧桐子大，每服十五丸至二十丸，食后橘皮汤下。妊娠妇人不宜服。

【功能】

养脾温胃，去冷消痰，宽胸下气，进美饮食。

【主治】

心脾疼痛，疗一切冷物所伤，并皆治之。

【按】

二姜丸是一个温脾暖胃散寒剂。由于禀素虚寒体质，特别是中焦胃寒怕冷，饮食不节而致胃脘冷痛，胸膈满闷，口吐清白涎痰，苔白脉沉弦者。本方用药少而精，干姜温中回阳，温肺化饮，善温脾胃之阳而除里寒，药性温燥辛散，不仅能温肺以散寒，又能燥湿以化痰。特别是干姜炒至外黑内呈老黄色，名炮姜，性味辛苦大热，适用于寒证腹泻或虚寒性的出血。良姜即高良姜的简称，性辛热，入脾胃经，散寒止痛，用于胃寒作痛及呕吐等症。本品善散脾胃寒邪，具有温中止痛之功，故适用于脘腹冷痛，二姜相合，增强了温中回阳、散寒止痛之功。

姜，原为民间常用食物，以作为调味佐餐之品。由于治疗上的需要，通过不同的加工炮制，就分为生姜、干姜、煨姜、炮姜等数种。一般认为，生姜性温味辛，长于发散，又能温中而止呕，多用于外感风寒及胃中寒饮等症；干姜辛散之性已减，而偏于治里寒之证，故以温经止痛、止泻为它的专长。因此，前人有"生姜走而不守，干姜能走能守，炮姜守而不走"的说法。至于煨姜，是用生姜煨熟，比生姜则不散，比干姜则不燥，其性与炮姜略同而力较逊，专主温里而治胃脘冷痛、泄泻等症。

本方中的良姜即高良姜，系姜科植物高良姜的干燥根茎，性味辛热，温中止呕定痛作用明显；另外姜科植物大高良姜的果实名红豆蔻，性味功能与高良姜相似，常用量3~6g，亦以温胃定痛见长。

御米汤

【组成】

厚朴去粗皮、炒、姜制、十两（373克）　罂粟壳蜜炙　白茯苓去皮　甘草炙、各五两（186克）　人参去芦　干姜炮、各一两半（93克）

【用法】

上㕮咀，每服三钱（11克），水一盏半，生姜三片，大淮枣三枚，乌梅一个，煎至一盏，去滓，空心、食前通口服。如年老及七八十岁，每服二大钱（7克）；小儿每服一钱半（6克），依前法煎，更量儿岁加减。

【功能】

温中健脾，涩肠止泻。

【主治】

久患痢疾，或赤或白，脐腹疼痛，里急后重，发歇无时，日夕无度，及下血不已，全不入食，并皆主之。

【按】

御米汤是一首健脾温中、涩肠止泻的方子。它是由四君子汤去白术，加干姜、厚朴、罂粟壳组成。由于饮食劳倦损伤脾胃，脾胃气虚，则导致气血生化之源不足。脾阳虚，不能正常地升清降浊，寒湿阻滞中州，遂成胀满疼痛，不思饮食，四肢倦怠。气血不和则下痢赤白或便脓血，里急后重，脐腹疼痛。方中人参、茯苓、甘草益气健脾，人参甘温大补元气，健脾养胃，茯苓甘淡渗湿而健脾，炙甘草甘温调中，助人参补气健脾，生津养胃。干姜温中回阳，善于温脾胃之阳而除里寒，与人参、炙甘草配伍应用，对于脾胃虚寒，呕吐泄泻，里急后重，脘腹冷痛，阴寒内盛等症，较为适宜。厚朴苦辛而温，性燥，功能燥湿散满以运脾，行气导滞而除胀。配干姜则温中散满除寒滞。罂粟壳，性涩收敛，有涩肠止泻的作用，与干姜相伍，增强了温中止泻之效，但在临床上咳嗽或腹泻初起时忌用，如久咳、久泻用一般药物无效者，始可考虑应用本品，但又不宜多服、久服。煎法上生姜大枣，调和营卫，乌梅为引以制干姜之温，并再助固涩之功。

本方中的罂粟壳又名御米壳，故方名曰御米汤。

朴附丸

【组成】

厚朴去粗皮，姜汁制　附子炮，去皮，各一斤（596克）　神曲炒，八两（298克）

干姜炮，三斤（1788克）

【用法】

上为细末，酒煮面糊丸如梧桐子大，每服三十丸，空心、食前，米饮或盐汤下亦得。

【功能】

温阳健脾，消食化积。

【主治】

脾元虚弱，饮食迟化，食必多伤，腹痛肠鸣，脏腑滑泄，昼夜无度，胃气虚损，不美饮食，呕哕恶涎。此药性温，兼治翻胃恶心，及久患脾泄冷泻之人，最宜服此。

【按】

脾主运化而升清阳，胃主受纳而降浊阴。今中虚有寒，脾元虚弱，升降失职，故为呕哕恶涎，腹痛肠鸣，不欲饮食，胃脘胀闷，治宜温阳祛寒。附子一药，始载于《本经》，因附于乌头（母根）而生长，子食母气，其得气最全，故名附子。附子药性刚燥，走而不守，能上助心阳以通脉，中温脾阳以健运，下补肾阳以益火，是温里扶阳的要药。本品功专温阳，配伍干姜温中回阳而除里寒，对脾胃虚寒，呕吐泄泻，脘腹胀满冷痛之阴寒内盛是常用配伍。厚朴苦辛而温，性燥善散，功能燥湿以运脾，行气导滞而除胀。神曲用于消化不良，脘腹胀闷及泄泻，具有消食和胃之功。四药相伍，共奏温阳健脾、消食化积、燥湿散满之功。

笔者常以本方配理中丸治疗脾虚久泻、脘腹冷痛，加马齿苋亦用于脾阳不振的慢性结肠炎。对于脾肾阳虚的久泻，常于朴附丸配四神丸或真人养脏汤而取效。

大已寒丸

【组成】

荜拨　肉桂各四斤（2 384克）　干姜炮　高良姜各六斤（9 676克）

【用法】

上为细末，水煮面糊为丸，如梧桐子大，每服二十粒，米饮汤下，食前服之。

【功能】

温中散寒，止痛。

【主治】

久寒积冷，脏腑虚弱，心腹绞痛，胁肋胀满，泄泻肠鸣，自利自汗，米谷不化，阳气暴衰，阴气猛盛，手足厥冷，伤寒阴盛，神昏脉短，四肢怠惰，并宜服之。

【按】

大已寒丸由四味温中的药物组成，是一首温中散寒、回阳止痛的方子。由于脾肾虚弱，肾阳衰冷，不能温煦脾阳，则运化失司，升降倒置。脾阳不升，久寒积冷则泄泻肠鸣，自利汗出。中焦不能正常腐熟水谷则米谷不化。肝脾不和则胁肋胀满。脾虚胃寒，气机不利则心腹疼痛。阳气暴衰，阴气独盛，阴阳之气不相顺接则手足厥冷，四肢怠惰。法宜温补脾肾，散寒止痛。方中肉桂辛甘大热，归脾、肾、心、肝经，长于温补肾阳，散寒止痛，为补命火，壮元阳之要药。干姜辛温，主以温中回阳，而偏于治里寒之证，与肉桂相伍，一者温肾阳，一者温脾阳，脾肾双补，回阳散寒；高良姜辛热，入脾、胃经，散寒止痛，用于脘腹冷痛等症，配合干姜、肉桂温中散寒力强，治腹部冷痛，其效最佳。荜拨辛热，入胃、大肠经，善走肠胃，能温胃腹沉冷，又解大肠寒邪，故对中寒引起的脘腹疼痛，配伍良姜、干姜，增强了温中散寒之功效。四药同用，共奏温里回阳、散寒止痛之效，使脾肾阳复，诸症自愈。

临床上有脾肾阳虚，症见自利不渴、腹痛肠鸣者，常以本方配合理中丸而取效。

附子散

【组成】

附子生，去皮脐　龙骨各一两（37克）

【用法】

上捣罗为细散，每用一钱（4克），敷在脱肛上，按令入，频用之。

【功能】

温阳固脱。

【主治】

小儿大肠虚冷，肛门脱出，多因下痢得之，宜以药敷。

【按】

附子散是一首小方，由附子、龙骨组成，功能温阳固脱，主治小儿虚冷的脱肛症，是一个外敷的方子。由于肾阳虚冷或久泻久痢，脾肾虚寒，不能固摄所致肛门下坠外脱，属虚寒脱肛才可使用。方中附子辛甘大热，有毒，归心、脾、肾经，功能温阳、散寒、蠲痹止痛，善补命门之火，益五脏之阳，故为温补命门之主帅，回阳救逆之要药；以其气雄性悍，走而不守，温通经络，无处不至，故为温通十二经之佳品。龙骨甘涩平，入心、肝、肾经，功效为重镇安神，平降肝阳，收敛固涩。《本草纲目》谓："益肾镇惊，止阴疟，收湿气，脱肛，生肌敛疮。"因此用附子、龙骨相伍，一个温脾肾，暖元阳，以疗大肠之虚冷而温阳升提；一个降肝阳，收敛固脱，以治阳虚下陷之脱肛，共奏温阳固脱之效。

曾治患者赵某，男，54岁，肛门下脱已一年余，体质瘦弱，动则气短乏力，腰酸困，经年畏寒怕冷，苔白质淡，脉沉尺小，证属脾肾阳虚，中气下陷。余以印会河教授"抓主症"之补中益气加枳实合附子散化裁，处方：黄芪 30 克，党参 15 克，白术 12 克，陈皮 10 克，升麻 6 克，柴胡 6 克，当归 10 克，枳实 30 克，附子 12 克，龙骨 15 克，水煎服，每日 1 剂。再以附子、龙骨共研细末，每取 4 克，置于消毒纱布上，敷在脱肛上，按令搓揉，吸气升提，配合治疗，一个月后脱肛升提。再蜜制丸药，巩固一个月而恢复正常，能上班工作。

六 补益剂

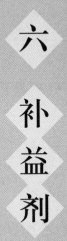

四君子汤

【组成】

人参去芦　甘草炙　茯苓去皮　白术各等分

【用法】

上为细末，每服二钱（7克），水一盏，煎至七分，通口服，不拘时；入盐少许，白汤点亦得。常服温和脾胃，进益饮食，辟寒邪瘴雾气。

【功能】

益气健脾。

【主治】

荣卫气虚，脏腑怯弱，心腹胀满，全不思食，肠鸣泄泻，呕吐哕逆，大宜服之。

【按】

脾胃为后天之本，气血生化之源，主消化吸收，输布水谷精微，以营养五脏六腑，四肢肌肉。若饮食劳倦损伤脾胃，则导致气血生化之源不足。《医方考》曰："夫面色萎白，则望之而知其气虚矣；言语轻微，则闻之而知其气虚矣；四肢无力则问之而知其气虚矣；脉来虚弱，则切之而知其气虚矣。如是则宜补气。"根据"形不足者，温之以气"的治疗原则，法当益气补中，健脾养胃。故方中以人参为君，甘温大补元气，健脾益气；脾喜燥而恶湿，故以白术为臣，苦温燥湿，健脾益气；佐以茯苓淡渗健脾以利湿，术苓合用，则健脾除湿之力更强；使以炙甘草甘温补气，益脾调胃。参、术、草均为甘温壅滞之品，得茯苓之渗利，则补中有泻，补而不滞。四药相合，共奏益气健脾之功。

本方是从补脾和胃着手，后世很多补脾或补气的方剂，是从本方衍化而来。如本方加陈皮以理气开胃，名五味异功散，调理脾胃的效能更好，既能补气，又可免除一些人服补气药所致的胸闷、中满、少食等不良反应。常用于病后调理，益气健脾。在补气方中稍加理气药，从而更加充分地发挥补气药的作用，这就是中药配伍的妙处。

本方加陈皮、半夏以燥湿除痰，名六君子汤，适用于脾胃气虚，中焦痰湿瘀阻所致之呕恶咳唾，反吐涎水，饮食少进，胸脘发闷，舌苔白，脉象滑或濡滑等症。若胸腹满闷，嗳气胀满，可再加木香、砂仁，名香砂六君子汤。

本方加木香、藿香、葛根，名七味白术散。方中木香、藿香芳香化浊，理气调中，佐四君子健脾益气；配葛根解肌热而除渴，常用于治疗脾虚所致的泄泻，消化不良，肌热口渴等症，儿科多用之。

本方加山药、扁豆健脾和胃，加姜、枣、粳米调和营卫，以养胃气，名六神散。主治小儿表热去后又发低热，再用解表药或凉药不效者。此证为表里俱虚，气不归元，阳浮于外所致，并非实热之证，故需此方和其胃气而收阳归内，则身凉不热。治热不可过用解表，过用寒凉，此不可不知也。

本方去人参加白芍、生姜、大枣，名三白汤，用于治疗伤寒太阳病的头顶强痛、恶寒、脉浮。

本方合四物汤，名八珍汤，主治气血两虚，中运不健，饮食不纳，肌肤面色不华，虚阳外越等。八珍汤中再加黄芪以助阳固表，加肉桂引火归元，名十全大补汤，适用于气血营卫俱虚之证，见全身倦怠，四肢无力，自汗盗汗，虚火上泛，腰膝畏冷，女子兼见月经少或白带多等症。

本方加山药、扁豆、薏苡仁、莲子肉、砂仁、桔梗名参苓白术散，具有益气健脾，渗湿止泻功效。四君子、参苓白术散两方均有补气健脾作用，但四君子汤以补气为主，为治脾胃气虚之专方；参苓白术散则兼有和胃渗湿及保肺之功，对脾胃气虚而夹湿腹泻者最为适合。

人参具有大补元气之功，可挽气虚暴脱之危，又有补脾益肺之效，以治素体虚弱之症，更能扶正祛邪，以治气虚邪实诸证，急救、缓图无不相宜；且能养心强心安神，以治心脑疾病；亦可用治消渴证属气阴两伤者，多获良效。本品增强抗病能力，扶正以祛邪，可用于防治多种疾病，尤其对年老体弱者，用之得当则有很好的补益作用。然用之不当，反能致害。如阴虚阳亢，骨蒸潮热，痰壅气急，里热炽盛，以及一切火郁内实之证，均应忌用。此外，一般认为服用人参时，不可同时服用萝卜、茶叶等食物。

本方的人参在一般情况下，可用党参代之，用量可稍加大。对气虚重症，仍需用人参。气虚兼手足畏冷，喜着厚衣者，可用红人参；兼有口干者，可用生晒参。

笔者常用四君子汤加陈皮、生麦芽、焦神曲、莲子肉、焦山楂、黄芪、香附等，治疗因患慢性肠胃炎而导致体倦神疲，面色无华，食欲不振，消化不良，舌苔薄白或舌质较胖，脉象虚或濡者。治气虚而头痛加白芷、蔓荆子、川芎；治气虚而眩晕加天麻、白芷、钩藤、川芎、黄芪；治脾气虚而泄泻者，加车前子、少量桔梗、土炒白芍、肉豆蔻、伏龙肝120克煎汤代水；治气虚咳喘加苏子、五味子、桑白皮、橘红、沉香、砂仁。

近些年来，有人用本方加当归、熟地等，治疗缺铁性贫血、营养不良性贫血；有的加白芍、桂枝、黄芪、乌贼骨、川贝、白及、熟大黄，用于治疗溃疡病，可供参考。

四君子汤是中医补气剂的基础方，药性平和，主要作用是调整，增进胃肠消化系统的功能，如临床用其治疗糖尿病性胃轻瘫、功能性消化不良、小儿厌食症等，都有良效。有实验表明，该方能促进消化吸收，调节胃肠运动，保护胃肠黏膜。近年来研究还表明，本方能调整胃肠激素 NOT、PGE2 的水平，促进脾虚动物胃肠排空和提高免疫功能，据《实用中医药杂志》报道指出，对于胃大部切除术后，在肠内营养中加入四君子汤不仅使肠道上皮固有层 CD4+、CD8+ 淋巴细胞显著高于单用肠内营养组，而且肠道细菌位移率也低于前者，血浆 D- 乳酸浓度下降明显。

【集解】

《名医方论》张璐："气虚者，补之以甘。参、术、苓、草，甘温益胃，有健运之功，具冲和之德，故为君子。若合之二陈，则补中微有消导之意。盖人之一身，以胃气为本，胃气旺，则五脏受荫；胃气伤，则百病丛生，故凡病久不愈，诸药不效者，惟有益胃补肾两途，故用四君子随症加减。无论寒热补泻，先培中土，使药气四达，则周身之机运流通，水谷之精微敷布，何患其药之不效哉？是知四君、六君为司命之本也。"

参苓白术散

【组成】

莲子肉去皮 薏苡仁 缩砂仁 桔梗炒令深黄色,各一斤(596克) 白扁豆姜汁浸,去皮,微炒,一斤半(894克) 白茯苓 人参去芦 甘草炙 白术 山药各二斤(1 192克)

【用法】

上为细末,每服二钱(7克),枣汤调下,小儿量岁数加减服。

【功能】

健脾益气,渗湿止泻。

【主治】

治脾胃虚弱,饮食不进,多困少力,中满痞噎,心忪气喘,呕吐泄泻,及伤寒咳噎。此药中和不热,久服养气育神,醒脾悦色,顺正辟邪。

【按】

本方证是脾气虚不能运化,则湿自内生,出现大便稀溏或泄泻,舌苔白。胃气弱不能纳食,故食少,甚或不思食,更由于脾弱不能运化水谷精微,故形体消瘦,四肢乏力,面色萎黄,脉现细虚缓。胃气失降而上逆,故有呕吐或干哕,中焦气机不畅,故胸脘胀满。

本方以四君平补脾胃之气为主,配以扁豆、薏苡仁、山药之甘淡,莲子之甘涩,辅助白术,既可健脾,又能渗湿而止泻。加砂仁之辛温芳香醒脾,佐四君更能促中州运化,使上下气机贯通,吐泻可止。桔梗为手太阴肺经引经药,配入本方,如舟楫载药上行,达于上焦以益肺。本方证而兼现肺气虚,久咳痰多者,亦颇相宜,此即培土生金法的运用。

本方有一大特点就是配伍桔梗，从表面症状看，有心悸，有咳嗽，有痰，从单个的症状来理解时好理解，因为桔梗载药上行，能够开肺气，祛痰止咳。从进一步开壅的问题，也有用桔梗的道理，还得理解脾肺之气相生的关系和通调水道的问题，正因为配伍桔梗，才可以使得水谷之精气上归于肺，使脾气更好地上归于肺。肺气来源于脾，通过脾上归于肺以后，肺气能升能降，降就能通调水道，下输膀胱，就有利于祛湿，通过祛湿又有利于健脾。之所以如此，通过现代的治疗就可以知道。例如，慢性肾炎，尿蛋白有一个"＋"或有微量，这就可以用参苓白术散来巩固肾炎治疗的效果，进一步根除尿中的蛋白，这是参苓白术散的一个新用法，这也是中西结合，从理论到临床，而不是简单的"对号入座"。同理也可用于糖尿病，盖因糖尿病，主要由于脾虚所致，脾气虚就不能生清气，就不能把饮食的精微上送至肺，所以饮食的精微下流，从小便而出，因此有脾虚不摄，属精微下流者，可用参苓白术散，乃取方中之山药、莲了肉有涩精的作用，不可不知矣。

参苓白术散是一个补土生金的经典方剂，在结核病治疗后期，要进一步巩固，进一步把肺补起来，特别是年轻人或小孩子，常常用之。还有支气管扩张的咳嗽、痰多、咯血也常用到这个方剂加减治疗，也是取其"补土生金"之义。

山东中医药大学通过对参苓白术散补气健脾作用的实验研究，结果证明：本方能增加肠管对水和氯离子的吸收，小剂量对肠管蠕动有兴奋作用；大剂量有抑制作用，并可解除肠管的痉挛。其机理可能有：①直接作用于平滑肌；②有拮抗拟胆碱药的作用。上述实验结果与本方的补气健脾功能是吻合的。

笔者曾治某女，50 岁，素有腹泻史，经常腹痛肠鸣，近一个月每日拉稀便二三次，胃纳不佳，饮食乏味，形瘦神倦，舌淡苔白，脉虚弱无力，此脾虚湿注，治以健脾胜湿，拟参苓白术散主之。处方：党参 12 克，焦白术 10 克，白茯苓 10 克，山药 12 克，炒扁豆 10 克，薏苡仁 15 克，桔梗 3 克，砂仁 6 克，炒莲子肉 10 克，炙甘草 6 克。水煎服 5 剂后，腹泻停止。再服 5 剂，胃纳增加，大便正常。临床用以治疗慢性痢疾，亦每获良效。如某女，38 岁，患慢性菌痢 5~6 年（大便曾培养出 B 组痢疾杆菌），反复发作，解脓血便，每天 4~6 次，伴有腹痛，里急后重，精神疲惫，食欲减少，舌质淡红，苔薄白稍腻，脉沉濡弱。证属脾虚下痢。处方：党参 15 克，白术 12 克，陈皮 6 克，桔梗 6 克，扁豆 10 克，砂仁 6 克，马齿苋 15 克，甘草 6 克。服药 5 剂后，症状消失，大便正常，嘱继服上方，共服 20 剂，疗效巩固。

【集解】

《医方考》吴昆："脾胃虚弱，不思饮食者，此方主之。脾胃者，土也。土为万物之母，诸脏腑百骸受气于脾胃而后能强。若脾胃一亏，则众体皆无以受气，日见羸弱矣。故治杂症者，宜以脾胃为主。然脾胃喜甘而恶苦，喜香而恶秽，喜燥而恶湿，喜利而恶滞。是方也，人参、扁豆、甘草、味之甘者也；白术、茯苓、山药、莲肉、薏苡仁，甘而微燥者也；砂仁辛香而燥，可以开胃醒脾；桔梗甘而微苦，甘则性缓，故为诸药之舟楫；苦则喜降，则能通天气于地道矣。"

四物汤

【组成】

当归酒浸炒　川芎　白芍药　熟干地黄酒洒蒸, 各等分

【用法】

上为粗末, 每服二钱(11克), 水一盏半, 煎至八分, 去渣热服, 空心食前。若妊娠胎动不安, 下血不止者, 加艾十叶, 阿胶一片, 同煎如前法, 或血脏虚冷, 崩中去血过多, 亦加胶艾煎。

【功能】

补血调血。

【主治】

冲任虚损, 月水不调, 腹脐疠痛, 崩中漏下, 血瘕块硬, 发歇疼痛, 妊娠宿冷, 将理失宜, 胎动不安, 血下不止, 及产后乘虚, 风寒内搏, 恶露不下, 结生瘕聚, 少腹坚痛, 时作寒热。

【按】

本方是补血调经的主方, 它是从《金匮要略》中的芎归胶艾汤去阿胶、艾叶、甘草而成。对诸种血虚证, 均以本方为基础随证化裁。"血主濡之""以奉生身, 莫贵于此"。营血亏虚, 血不外荣于面, 则面色无华; 筋脉失养, 则爪甲不荣。肝藏血而主疏泄, 冲为血海, 任主胞胎, 月经的正常来潮, 与奇经八脉中的冲任二脉关系甚为密切。"八脉隶于肝肾", 所以又与肝肾有关。若肝失疏泄, 则月经不能按时而下; 若肝藏血不足, 则脐腹作痛, 经行不畅或经闭; 营血不足则舌淡无华; 脉细涩或细弦乃营血不足, 滞而难行之象。本方证的病机是营血亏虚, 血行不畅, 疏泄失调, 病变部位在肝, 故其治应重在肝, 法当

补营血，行其滞，调其经。方中当归为血中之气药，能守能走，善于补血活血而调经止痛；熟地为血中之血药，其性善守，功专滋补肾而养血调经。两者均为补血调经之要药，相须为用，增强滋阴精，养营血，调经止痛之功。白芍酸收，补血敛阴和阳，伍熟地黄则生血和营，调补肝肾，补肝肾即补冲任，肝肾藏血旺盛，任脉通，冲脉充盈，而月事以时下。川芎性最疏通，为血中之气药，善行血中之气滞，通行十二经脉，能疏肝郁，开郁结，破瘀滞，尤为妇科调经之要药，配当归则活血、养血、行气三者并举，润燥相济，气血兼顾，养血调经，行气活血，散瘀止痛之力显著增强。全方尽属血分之药，但组合得体，归芎与地芍相配则行血而不伤血，地芍得当归之助则补血而不滞血，养五脏之阴而补血调经，四味相合，滋而不腻，温而不燥，刚柔相济，阴阳调和，而阴血自生。汪昂曰："四物地芍与归芎，血家百病此方通。"故本方不是单纯的补血方剂，而是血虚能补，血燥能润，血溢能止，血瘀能行的调血要剂。

当归之用甘补辛散，苦泄温通，长于补血，又能活血，主治一切血证，为血病之要药，血中之气药，善于调经止痛，故尤为妇科所重视。习惯上认为，归身补血，归尾活血，当归头补血上行，全当归补血活血，酒当归能加强活血作用，土炒当归可用于血虚而又兼大便溏软者，当归炭用于止血。《韩氏医通》曰："要之，血药不容舍当归，故古方四物汤以为君，芍药为臣，地黄分生熟为佐，川芎为使，可谓典要云。"

本方对血分有病者，是很常用的药方。临床上以本方加减变化出来治血病的药方很多，例如把熟地换为生地，俗称"生四物"，用于治疗血虚生热。对血虚潮热，手足心热者，可再加龟板、鳖甲、秦艽。本方加桃仁、红花，名"桃红四物汤"，可治血瘀、血滞者。加蒲黄炭、京墨，去川芎，可治经血不止。加艾炭、阿胶，去川芎或减少川芎用量，名"胶艾四物汤"，常用于月经过多。加香附、牛膝、桃仁、红花，治月经后错或二三个月一行。加黄芪、人参，寓有阳生阴长之义，可治各种大失血，能补气而生血。

本方加黄柏、知母、元参，名滋阴降火汤，治阴虚火旺；加黄连、胡黄连，名二连四物汤，治气旺血虚，五心烦热，夜间发热；生熟二地同用，再加黄芪、丹皮、升麻、柴胡，名三黄补血汤，治亡血血虚，六脉俱大，按之空虚；去白芍、地黄，为末，水煎服，名佛手散，产前服用可治妊娠伤胎，难产者服之可使易产，产后服用治血虚头痛等。

凡遇血崩、血晕、产后大出血等症，不可单独用四物汤，必须加用补气药如人参、黄芪等，并结合具体证候随症加减。正如《医宗金鉴》说："此方能补有形之血于平时，不能生无形之血于仓卒，能调阴中之血，而不能培真阴之本，为血分立法，不专为女科套剂也。"所以，那种以为本方为妇科病专用方，不论胎前、产后，随证加一二味，即认为可以取效的看法是不全面的，学者不可不知。

据考，四物汤首见于唐代蔺道人的《仙授理伤续断秘方》，从书名和主治症——"凡伤重肠内有瘀血者用此"来看，初始时用于跌打损伤的瘀血，《和剂局方》则列入"妇人诸疾"门，再加清代《汤头歌诀》的"血家百病此方通"的渲染，变成了妇科圣药，由其衍化出桃红四物汤、圣愈汤、胶艾四物汤等，尤多用于治疗月经不调、胎前产后诸病。

【集解】

《成方便读》："夫人之所赖以生者，血与气耳。故一切补气诸方，皆从四君化出；一切补血诸方，又当从此四物化也。补气者，当求之脾肺；补血者，当求之肝肾。地黄入肾，壮水补阴，白芍入肝，敛阴益血，二味为补血之正药。然血虚多滞，经脉隧道，不能滑利通畅，又恐地芍纯阴之性，无温养流动之机，故必加以当归、川芎辛香温润，能养血而行血中之气者以流动之。总之，此方乃调理一切血证是其所长，若纯属阴虚血少，宜静不宜动者，则归芎之走窜行散，又非所宜也。"

十四味建中汤

【组成】

当归去芦，酒浸焙干　白芍药锉　白术锉洗　甘草炙　人参去芦　麦门冬去心
川芎洗净　肉桂去粗皮　附子炮，去皮脐　肉苁蓉酒浸一宿　黄芪炙　半夏汤洗七次
茯苓去皮　熟地黄洗，去土，酒蒸一宿，焙干，各等分

【用法】

上㕮咀为粗散，每服三钱（11克），水一盏半，生姜三片，枣子一枚，
煎至一盏，去滓食前温服。

【功能】

补益气血，调和营卫。

【主治】

营卫不足，脏腑俱伤，积劳虚损，形体羸瘦，短气嗜卧，寒热头痛，咳嗽喘促，
呕吐痰沫，手足多冷，面白脱色，小腹拘急，百节尽痛，夜卧汗多，梦寐惊悸，
小便滑利，大便频数，失血虚极，心忪面黑，脾肾久虚，饮食失亏。

【按】

本方可看作是十全大补汤加减组成的复方制剂。主要功能是温阳补益气
血，调和营卫。由于气血不足，积劳虚损，五脏六腑俱伤，症见形体羸瘦，气
短乏力，面色不华，脾胃久虚则呕吐痰沫，阳气不能通达四肢而手足怕冷；血
不养心则梦寐惊悸，夜卧盗汗。故方取四君子汤益气健脾，四物汤补血调血，
加黄芪甘温之性而入脾肺经，补气升阳，固表止汗，此外与养血活血之四物汤
相伍，增强益气活血，通结除痹之功效。附子、肉桂、肉苁蓉温阳补肾，引火
归元，动静结合，调和阴阳。再以半夏降逆止呕，燥湿化痰，散结除痞，配以

麦冬养阴润肺，益胃生津，清心除烦，既可助四物汤补血，又能抑制附桂之温热，使滋而不腻，温而不燥。整个方剂乃成补益气血、调和阴阳之剂。

笔者常用此方加五味子、柏子仁、琥珀、酸枣仁用于治疗久病体弱或放化疗后的失眠症；也用本方加乌贼骨、贝母、白及，用于治疗溃疡病有一定疗效。

【集解】

《医方集解》曰："此足三阴、阳明气血药也，黄芪益胃壮气，补中首药；四君补阳，所以补气；四物补阴，所以养血。阴阳调和，则血气各安其位矣。半夏和胃健脾，麦冬清心润肺，苁蓉补命门相火之不足，桂附引失守之火而归元，于十全大补之中而有加味，要以强中而戢外也。"

十全大补汤

【组成】

人参　肉桂去粗皮，不见火　川芎　地黄洗，酒蒸焙　茯苓焙　甘草炙　白术焙　黄芪去芦　当归洗，去芦　白芍药各等分

【用法】

上药十味，锉为粗末，每服二大钱（7克），水一盏，生姜三片，枣子二个，同煎至七分，不拘时候温服。

【功能】

温补气血。

【主治】

男子、妇人，诸虚不足，五劳七伤，不进饮食，久病虚损，时发潮热，气攻骨脊，拘急疼痛，夜梦遗精，面色萎黄，脚膝无力，一切病后气不如旧，忧愁思虑伤动血气，喘嗽肿满，脾肾气弱，五心烦闷，并皆治之。此药性温不热，平补有效，养气育神，醒脾止渴，顺正辟邪，温暖脾肾，其效不可具述。

【按】

本方是主治全身功能衰弱的强力补益剂。方中取八珍汤的气血双补，加黄芪走而不守，将补药之力迅速推进至全身；肉桂的辛热芳香，有流动之性，又可防止八珍汤的壅补滞隔之弊，故对各种诸虚不足，如虚劳咳嗽，失血遗精，妇女经乱、崩漏、产后、术后及久病的虚弱复原，特别是配合治癌药以治各种肿瘤，均有一定的价值。用本方辨证加入适量的补益调理之品，对改善体质、防止邪侵、延年益寿，均有不可低估的作用。然全方毕竟偏于温补，故阴虚火旺者，当弃去参、芪、桂、芎，并加入适量寒凉之品。如服本方感脘闷腹胀者，

必须佐以一定的芳香行气之药。

笔者用本方配合治疗宫颈癌、乳腺癌术后，经化疗而体质较弱，气血虚弱，肠胃功能紊乱者，对减轻消化道反应、骨髓抑制和增强体质，效果尤显。

综合近年来的研究进展，十全大补汤有以下药理作用：①十全大补汤具有显著的免疫增强效果，能明显促进特异性抗体生成。此外十全大补汤尚可活化补体、激活巨噬细胞，还可促进肿瘤坏死因子（TNF）的产生，从而提示可能具有抗肿瘤的活性。②本方益气补血，有报道对小鼠的实验性失血性贫血有显著的治疗作用。

人参养荣汤

【组成】

白芍药三两（112克）　当归　陈皮　黄芪　桂心去粗皮　人参　白术煨

甘草炙，各一两（37克）　熟地黄制　五味子　茯苓各七钱半（28克）　远志炒，去心，

半两（19克）

【用法】

上铧散，每服四钱（15克），水一盏半，生姜三片，枣子二枚，煎至七分，

去滓温服。便精遗泄加龙骨一两（37克），咳嗽加阿胶甚妙。

【功能】

补气血，安心神。

【主治】

积劳虚损，四肢沉滞，骨肉酸疼，吸吸少气，行动喘啜，小腹拘急，腰背

强痛，心虚惊悸，咽干唇燥，饮食无味，阴阳衰弱，悲忧惨戚，多卧少起，久者

积年，急者百日，渐至瘦削，五脏气竭，难可振复。又治肺与大肠俱虚，咳嗽下痢，

喘乏少气，呕吐痰涎。

【按】

《内经》有脾气散精，上归于肺，肺主治节，通调水道，下输膀胱的理论，

此寓有地气上升，天气下降，万物化生之意。若脾肺俱虚，上下不交，营血不

生，使人体气血不足，出现各种虚证。食少无味，肢体瘦倦，面色萎黄，毛发

枯萎，气短声低，惊悸健忘，烦热自汗，气血两虚诸症，本方主治，并可用于

疮口久不收敛，以及病后体虚难复等。正如《医宗金鉴》说："若气血虚而变

见诸症，弗论其病其脉，但用此汤，诸症悉退。"此说虽有偏颇之处，但也可

体会此汤效用之良好。

本方以参、术、苓、草补肺以生气，取血不足而益其气，阳生则阴长之意；辅以归、地、芍养血荣心；佐以五味子收敛安神，远志交通心肾，使上下相交而气血化生；陈皮行气，使补气药补而不滞，而充分发挥补气的作用；更使以肉桂导诸药入营分，配远志入心肝而助生血之力。诸药共达五脏互养互荣之功，而统治诸虚。总之，其功效主要在于"养荣"，故曰养荣汤。方中虽有甘酸合化生阴之意，而酸收之中又有辛温之品通达，甘缓之中又有渗运之品行利，因而无壅滞碍胃之弊，功主于奉养心营，且宜久服。

本方虽然是十全大补汤加减变化而来，但从此方的加陈皮减川芎，另加远志、五味子这一加减中，即可体会到中医方剂的加减变化，相须配伍，实寓有旋转造化之机的妙用，发人深省。本方加炒枣仁 30 克，茺蔚子 30 克，治疗缺铁性贫血引起的月经后错、口唇色淡、心悸、怔忡等症。

【集解】

《医方集解》："肺主气，凡补气药皆是补肺，气旺自能生血，即此便是养荣，便是补心、补脾，理实一贯，古方补血汤，黄芪五倍于当归，而云补血，岂非阴证乎？况五脏互相灌溉，传精布化，专赖傅相之功，焉得益胃养荣不及于肺哉？生脉散，保肺药也，而云生脉者，脉即血也，肺者傅相之官，治节出焉。"

人参荆芥散

【组成】

荆芥穗　羚羊角镑　酸枣仁微炒　生干地黄　枳壳麸炒，去瓤，秤　人参　鳖甲醋浸，去裙，炙黄　肉桂去粗皮　白术　柴胡各七两半（280克）　甘草锉，爁　芎劳　赤芍药　牡丹皮　当归　防风去苗叉，各五两（186克）

【用法】

上为粗末，每服三钱（11克），水一盏半，生姜三片，煎至八分，去滓热服，不拘时，日二服。常服除一切风虚劳冷宿病。有孕不宜服。

【功能】

益气阴，清虚热。

【主治】

妇人血风劳气，身体冷痛，头昏目眩，心忪烦倦，寒热盗汗，颊赤口干，痰嗽胸满，精神不爽，或月水不调，脐腹疞痛，痃癖块硬，疼痛发歇，或时呕逆，饮食不进，或因产将理失节，淹延瘦瘁，乍起乍卧，甚即着床。

【按】

人参荆芥散是一首益气养阴、清热除烦的方子。由于气阴两虚，外受风邪，故身体疼痛，头昏目眩。血不养心，则心忪烦躁。血虚肝郁，月水不调，则脐腹疞痛。方取四君子汤去茯苓，健脾益气。四物汤补血调血定痛。当归、丹皮养血生血，凉血清热。柴胡解表退热，疏肝解郁，升举阳气；荆芥穗、防风祛风解肌，胜湿解痉。又配柴胡，增强了人参扶正解表之力，这样的配伍风格代表了时代的特点。方中鳖甲滋阴潜阳，散结消癥，以治阴虚潮热盗汗，软坚散结，且可破瘀通络，以消胸腹作痛及月经不通等症。配伍酸枣仁养心安神，益阴敛汗，为治虚烦不眠的要药。配枳壳以理气消积，泻痰除痞，枳壳的作用较为缓和，以行气宽中消胀为主。羚羊角善清肝火，解热毒，且能平肝息风而镇痉，功效颇佳，为治热病痉厥，手足抽搐的要药。在临床应用时，主要有下列两个原则：在高热神昏抽搐或肝经热盛生风，手足抽搐较剧时可以使用；又肝阳上亢所致的眩晕或肝火亢盛所引起的目赤肿痛、头痛等症，症情较剧而用一般药物治疗效果不显著，可考虑暂时使用。该药昂贵，故现在临床多入丸散，或研粉吞服。或以山羊角代替，但其作用较弱，用时剂量可以酌情增大。

人参荆芥散配伍得当，有益气阴、清虚热之功。多用于老年体弱外受邪风者，孕妇不宜服。

【集解】

《医方集解》：此足太阴、厥阴、手少阴药也。陈来章曰：血中之风，荆芥、防风散之；木盛生风，羚角、柴胡平之；阴虚发热，地黄、鳖甲滋之；血气痛滞，月水不调，芎䓖、桂心、枳壳调之；烦怠食少，盗汗心忡，人参、白术、炙草、枣仁补而收之。

人参养血丸

【组成】

乌梅肉三两（112克）　熟干地黄五两（186克）　当归去苗，二两（75克）　人参　川芎　赤芍药　菖蒲微炒，各一两（37克）

【用法】

上为细末，蜜搜，杵数千下，丸如梧桐子大，每服五十丸至百丸，温酒、米汤下，食前服。

【功能】

养血调肝，滋阴益气。

【主治】

女人禀受怯弱，血气虚损，常服补冲任，调血脉，宣壅破积，退邪热，除寒痹，缓中、下坚胀，安神润颜色，通气散闷。兼治妇人怀身，腹中绞痛，口干不食，崩伤眩晕，及产出月，赢瘦不复常者。

【按】

本方的药物组成《济阴纲目》无菖蒲而有蒲黄，笔者认为，或有所据？因而分析方义依蒲黄讲解。人参养血丸，适用于女人禀素怯弱，气血虚损，方中当归、川芎、赤芍、熟地为四物汤（白芍换赤芍组方），功专补血调经。冲为血海，任主胞胎，若冲脉虚损，则妇女月经量少，色淡，经期推迟。再加下焦寒滞，则小腹作痛。若脾虚不能摄血，肾虚而冲任不固，则崩中漏下等症亦可相继发生。又或肝寒血滞，血行不畅而瘀停，可兼见瘕块痞结，少妇脐周作痛。本方以四物汤白芍改赤芍，加蒲黄微炒，补血活血，调经止痛，五药相合，补血而不滞血，行血而不破血，补中有散，散中有收。人参大补元气，补肺益脾，生津安神，配合四物汤能补气益血，宁心安神，增进饮食，恢复体力。又取乌梅敛肺、生津，治虚热口渴，配合人参益气养阴，用于气阴两虚的烦热口渴。全方共奏补气以生血、滋阴以濡血，达到补冲任，暖下元，生血气之功。

【集解】

《济阴纲目》汪淇注：禀弱者，先天之气弱也。血生于气，气生于下，故用熟地为君，人参佐之，以生下焦之气，使阴气旺而生血也；臣以乌梅，以生液而敛血入肝。夫既生矣，敛矣，而不为流行之，则血凝而不通，故以归、芎为使；其或瘀也，以赤芍破之；其或溃也，以炒蒲黄涩之，庶乎生而不壅，止而不塞，降中有升，温之不热。

小安肾丸

【组成】

香附子　川乌　川楝子 以上各一斤（596 克），用盐四两（149 克），水四升（4 000 毫升）同煮，候干锉，焙　熟干地黄八两（298 克）　茴香十二两（447 克）　川椒去皮目及闭口者微炒出汗，四两（149 克）

【用法】

上六味为细末，酒湖为丸，如梧桐子大，每服二十丸制三十丸，空心、临卧，盐汤、盐酒任下。

【功能】

补虚损，益下元。

【主治】

肾气虚乏。下元冷惫，夜多旋溺，肢体倦怠，渐觉羸瘦，腰膝沉痛，嗜卧少力，精神昏聩，耳作蝉鸣，面无颜色，泄泻腹鸣，眼目昏暗，牙齿蛀痛，并皆治之。

【按】

本方由于肾气虚损，下元冷惫，肾阳不足则腰以下常有冷感，少腹拘急，尿频尿急；齿为肾之余，肾虚则不能主骨而牙失所养，故牙齿疼痛，牙根摇动或耳鸣，眼目昏花。方中熟地黄补血生津，滋肾养肝，填精益髓，但其性滋腻，易于助湿碍胃，故脾胃虚弱，肝肾不足，配与香附理气健胃，能减少它滋腻碍胃之性。川楝子理气止痛，川乌温脾肾，散寒止痛。川乌虽然与附子同属一物，但因炮制方法稍有不同，在临床应用上略有差异，一般认为附子以补火回阳较优，川乌以散寒止痛见长。川椒辛热，温中止痛，善散阴寒亦能暖脾而止泻。大茴香理气止痛，调中和胃。全方相伍，补而不滞，温而不燥，共奏补虚损、益下元之效。值得注意的是，本方川乌用量较大，宜慎用。

【集解】

《杂病证治》：风寒袭于肾经，不能主骨而牙失所养，故牙齿疼痛，牙根摇动焉。熟地补阴坚齿牙，川乌入肾逐风寒，川椒温中逐冷，茴香温经散寒，香附调血中之气，楝子泻湿之热以肃清经腑也，盐汤润下，酒服温行，使风寒外解，则肾气清融而骨得所养则齿无不坚，何疼痛之不痊哉。此补虚逐冷之剂，为风寒袭肾齿痛之专方。

四倍散

【组成】

白茯苓去皮,二两(75克)　人参去芦,一两(37克)　诃子煨,去核,半两(19克)
白术四两(149克)

【用法】

上为末,每一大钱(4克),水一盏,姜三片,枣一个,煎六分,空心温服。

【功能】

健脾益气,涩肠止泻。

【主治】

大人、小儿脾气不顺,补虚进食。

【按】

四倍散为四君子汤去甘草,加诃子而成,变益气健脾而为健脾益气,涩肠
止泻之剂。四君子汤是等量配方,而四倍散重用白术四两,茯苓二两,故以健
脾燥湿为主。由于饮食劳倦损伤脾胃,则导致脾虚不运,胃纳呆滞,则饮食减
少,大便不实。脾主升为健,脾阳不升则泄泻不止,脾湿不化则脘腹胀满。方
中重用白术苦温燥湿,以振脾阳。因脾司运化,喜燥恶湿,得阳始运,能升则
健。如脾阳不振,运化失职,以致里湿不化,水湿停留,而发生痰饮、痞满、
泄泻等症,都可运用本品,是为君药。人参甘温大补元气,健脾养胃,为臣药。
佐以茯苓,甘淡渗湿健脾,苓术合用,健脾除湿之功更强,促其运化。诃子是
涩肠止泻的上品。四药伍用,共收燥湿健脾益气、涩肠止泻之功。

笔者曾以四倍散合封髓丹加减,治疗乳糜尿,属中医淋浊范畴。处方:白
术30克,人参5克,茯苓15克,诃子10克,黄柏12克,砂仁10克,甘

草 10 克，草薢 12 克，滑石 12 克，水煎服。每日 1 剂，连服 1 周，疗效满意。

对于脾肾阳虚的慢性结肠炎或五更泻，笔者常取四倍散合四神丸加米壳、马齿苋而疗效稳定。值得注意的是，本草文献上言诃子能"敛肺止咳"实属误用，据专家考证，古代是把嫩的诃子混做青果（橄榄）了。

银白散

【组成】

升麻　知母　甘草炙　白扁豆炒　山药　人参　茯苓去皮　白术各等分

【用法】

上为细末，每服一钱（4克）。如慢惊搐搦，用麝香饭饮调下；急惊定后，用陈米饮调下；惊吐不止，丁香汤调下；天柱倒、脚软，浓米饮调下；夹惊伤寒，薄荷葱白汤调下；疳气肚胀，气急多渴，百合汤调下；浑身壮热，面赤惊叫，金银薄荷汤调下；赤白痢不思饮食，姜钱三片，枣子三枚，煎汤调下；吃食不知饥饱，不长肌肉，炒麦芽一撮，同生姜煎汤调下；暴泻，紫苏、木瓜汤调下；神形脱，言语不正，及大人吐泻，藿香汤调下；诸病后，无精神，少气力，不思食，煎生姜枣汤调下。禀受气怯小儿，可每日一服最妙。常服沸汤点，不计时。

【功能】

健脾补气，和胃渗湿。

【主治】

小儿百病。

【按】

银白散是四君子加味方，主治小儿百病。方中人参、茯苓、白术、炙甘草等量配伍，功能益气健脾。甘温和缓，补脾和胃而不腻滞，清暑化湿而不燥烈，为和中健脾、清暑化湿、利尿止泻之品，用于治疗脾胃虚弱诸症。山药甘平，健脾止泻，养肺益阴，益肾固精，养阴生津。山药偏于补脾益阴，扁豆善于和中化湿，二药伍用，健脾化湿，和中止泻益彰，加强了四君子汤益气健脾的作用。升麻解肌退热，疏表透疹，升津止渴，止泻。知母质润，苦寒不燥，沉中有浮，降中有升，上行能清肃肺气，以泻肺火，润肺燥，除烦热，止咳嗽。升麻、知母相合解肌退热，升降并行，全方补而不滞，滋而不腻，共奏益气健脾、化湿和中之效。

七 润燥剂

甘露饮

【组成】

枇杷叶刷去毛　干熟地黄去土　天门冬去心，焙　枳壳去瓤，麸炒　山茵陈去梗　生干地黄　麦门冬去心，焙　石斛去芦　甘草炙　黄芩

【用法】

上等分为末，每服二钱（7克），水一盏，煎至七分，去滓温服，食后、临卧，小儿一服分两服，仍量岁数，加减与之。

【功能】

养阴清热生津。

【主治】

丈夫、妇人、小儿胃中客热，牙宣口气，齿龈肿烂，时出脓血，目睑垂重，常欲合闭，或即饥烦，不欲饮食，及赤目肿痛，不任凉药，口舌生疮，咽喉肿痛，疮疹已发、未发，皆可服之；又疗脾胃受湿，瘀热在里，或醉饱房劳，湿热相搏，致生疸病，身面皆黄，肢体微肿，胸满气短，大便不调，小便黄涩，或时身热，并皆治之。

【按】

甘露饮是一首滋阴清热、养胃生津的方子。由于胃中客热不去，致使齿龈肿烂，牙宣口气，或脾胃受湿、瘀热内壅，湿热相搏的体黄胸闷等症。

方中生地味甘苦性寒，甘寒多汁，略带苦味，性凉而不滞，质润而不腻，长于清热泻火，生津止渴，凉血止血，可疗热性病之邪热入营，身热口渴或身发斑疹，或阴虚火旺，咽喉疼痛。配以石斛、麦冬，则清热生津，用于热病伤津。熟地味厚气薄，为补血生精、滋阴补肾、滋阴退热之要药，用于治疗血虚

所引起的微黄、眩晕、心悸、失眠、月经不调以及肝肾阴虚所致骨蒸潮热、盗汗、耳鸣诸症。生地性凉而寒，善于滋阴凉血，养阴生津，熟地补血生津，滋肾养肝，二药合用，相互促进，其功益彰，共奏滋补肝肾、益精生髓、补血生血、养阴凉血、清热退热之功。麦冬既能养阴润肺，化痰止咳，又能养胃阴、生津液、润肠燥，以治热病伤津，咽干口渴，还能清心除烦，可治心阴不足引起的心烦失眠。天冬甘寒滋阴，苦寒泄热，能滋阴润燥，清泻肺火，化痰止咳，养肝润燥，二药配伍，相得益彰，滋阴润燥，清肺、心、胃、肾之虚热，确有甘寒清润，金水相生，畅利三焦之妙用。枇杷叶生用可清胃热，降胃气，止呕逆。石斛一药，作用较为单纯，主要用于养胃阴，清虚热，它的养胃生津之功较麦冬为佳，但无润肺止咳、清心除烦的作用，配伍麦冬、天冬，加强了养胃阴生津液之力。黄芩泻上焦肺火，除肠中湿热，泻火解毒之品。茵陈苦泻下降，功专清利湿热，为治黄疸的要药，主要用于湿热薰蒸而发生黄疸的病症，茵陈与黄芩相伍，加强了清热燥湿之功。枳壳辛苦微温，入脾胃经，辛散苦降，善走肺胃气分，功专下气、开胸利肺、开胃、行气消胀、宽胸快膈，亦可佐制上述滋阴药，使之滋而不腻，更好地直达病所，以行气宽中。方中炙甘草，既能调和诸药，又可用以补中益气。全方共奏滋阴清热、生津益胃的作用。

笔者多用本方加黄芪、苍术，治疗 2 型糖尿病辨证属肺胃阴虚者，对于改善临床症状，效果较佳。

乌梅散

【组成】

乌梅肉微炒，半两（19克）　白茯苓　干木瓜各一两（37克）

【用法】

上捣罗为粗散，三岁儿每服一钱（4克），水一小盏，入生姜钱一片，煎至五分，去滓温服，不计时候，量儿大小加减。

【功能】

生津止渴。

【主治】

小儿下痢后，津液减少，脏腑虚燥，烦渴引饮，及治诸病烦渴，引饮无度。

【按】

乌梅散组成简单，仅三味药，功能生津止渴。由于小儿下痢后，津液受损，五脏六腑失其濡养，特别是脾胃津液不足而致虚烦不眠、渴欲饮水，或久病后体虚烦渴而引饮无度。

方中乌梅，其味酸、涩、性平，入肝、脾、肺、大肠经，为清凉收涩之品，既能敛肺涩肠和胃生津，又能止咳、止泻、止血、止渴。茯苓味甘、性平，入心、肺、脾、胃、肾经，甘则能补，淡则能渗，既能扶正，又能祛邪，功专益心脾，利水湿，且补而不峻，利而不猛，故为健脾渗湿之要药，用于治疗脾虚运化失常，水湿内蕴，症见食少脘闷、便溏泄泻，或痰饮停滞，咳逆胸闷，或小便不利、水肿等症，还能宁心安神，用于治疗虚烦不眠等症。木瓜味酸，性温，入肝、脾经，味酸能入肝，以舒筋活络，还能敛肝阴，醒脾和胃化湿，生胃津，助消化，用于治疗湿痹脚气、足胫肿大、腰膝酸痛、关节肿痛、筋挛足痿、夏日伤

暑、饮食不调、霍乱吐泻、腿肚转筋等症，还治胃阴不足之胃酸过低、口干口
渴、食欲不振等症。三药相伍，增强了生津止渴、和胃化湿之功。

人参清肺汤

【组成】

地骨皮　人参去芦　阿胶麸炒　杏仁去皮、尖、麸炒　桑白皮去粗皮　知母　乌梅去核　甘草炙　罂粟壳去蒂盖, 蜜炙

【用法】

上等分, 㕮咀为粗散, 每服三钱（11克）, 水一盏半, 乌梅、枣子各一枚, 同煎至一盏, 滤去滓, 温食后临卧服, 两滓留并煎作一服。

【功能】

益肺敛阴, 润肺止咳。

【主治】

肺胃虚寒（"寒"字似为热之误; 从方各看亦然, 权按热作解——笔者）, 咳嗽喘息, 胸膈噎闷, 腹肋胀满, 迫寒短气, 喜欲饮冷, 咽嗌隐痛, 及疗肺萎劳嗽, 唾血腥臭, 干呕烦热, 声音不出, 肌肉消瘦, 倦怠减食。

【按】

人参清肺汤是一首扶正祛邪、益肺敛阴、润肺止咳的方子。由于肺萎虚热、肺气不宣、升降失司、气逆而咳嗽喘急, 肺气虚则短气乏力、胸膈满闷, 胃气不降而上逆干呕, 虚热内灼则倦怠不欲饮食, 而喜欲饮冷。或因肺萎劳嗽、干呕烦热, 咳唾腥味痰涎, 肺阴不足则声音不出, 肺胃虚损, 运化失职则减食消瘦。方中人参性禀中和, 不寒不燥, 既有大补元气, 挽救虚脱之功, 以治气虚欲脱, 短气神疲之候, 又有补脾益肺, 用以治疗肺气虚所引起的呼吸短促, 动辄气喘, 以及肺胃虚弱所引起的倦怠乏力、食欲不振、胸腹胀满等症, 还能生津止渴、益心气、宁神益智。阿胶色黑, 质润不燥, 为补血之上品, 既能补血

止血，又能补络止血，还能滋阴润肺，养阴息风。桑白皮善走肺中气分，能清肺热，泻肺火，散瘀血，清痰止嗽，下气平喘。地骨皮味甘淡、性寒，入肺、肾经，以清肺降火，达于肾而凉血清骨退蒸，尤宜有汗之骨蒸。总之，桑白皮以清气分之邪为主，地骨皮以清血分之邪为要，二药伍用，一气一血，气血双清，清肺热，泻肺气，祛痰嗽，平喘逆的力量增强。杏仁，辛苦甘温而利，辛能散邪，苦可下气，既有发散风寒之能，又有下气平喘之力，加强了桑白皮、地骨皮泻肺气、平喘逆的功效。乌梅味酸而涩，为清凉收涩之品，既能敛肺涩肠，和胃生津，又有止咳、止泻、止血、止渴之功。知母质润，苦寒不燥，入上能清肺润燥，入中善清胃火，除烦渴，入于下能泻相火，以调整上下之平和。罂粟壳性涩收敛，可以敛肺止咳，涩肠止痛，配合乌梅，可加强酸涩收敛、和胃生津之功。炙甘草扶正祛邪，调和诸药。全方配伍，共奏益肺气、敛阴液、润肺止咳之功。

润肺散

【组成】

贝母去心,麸炒黄　杏仁汤,去皮尖及双仁者,焙干,面炒,各二两半(93克)　麻黄去根、节　人参各二两(75克)　阿胶炒,令黄燥　桔梗各半两(19克)　陈皮去白,一分(9克)甘草炙,一两(37克)

【用法】

上同杵,罗为粗末,每服一钱(4克),水八分,煎六分,去滓温服,食后。

【功能】

润肺化痰止咳。

【主治】

小儿寒壅相交,肺气不利,咳嗽喘急,语声不出,痰涎壅塞,胸膈烦满,鼻塞清涕,咽喉干痛。

【按】

本方所治乃肺气不足,阴血亏虚,加之寒热相交,燥热伤肺,肺失肃降,肺气不利,故气逆而喘,胸肋满痛。热伤气,燥伤阴,燥热偏胜,则耗气伤阴,故咽喉干痛,语声不出,治宜益气养阴、润燥止咳。方中人参能鼓舞脾胃之元气,补肺气,治虚喘,还能生津止渴,用于热病耗伤津液等症。阿胶补血止血,功效较佳,且能润肺。川贝母苦泄甘润,微寒清热,它既能清肺凉心,润肺化痰,又能开郁散结,泄胸中郁结之火。杏仁辛苦甘温而降,既有发散风寒之能,又有下气平喘、润肠通便之力,川贝母突出一个润字,杏仁侧重一个降字,二药伍用,一润一降,润降合法,化痰止咳甚效。麻黄中空而浮,长于升散,它既能发汗散寒而解表,又能散风止痒,散邪透疹,还能宣肺平喘,利尿消肿。

麻黄以宣肺定喘为主，杏仁以降气止咳为要，二药伍用，一宣一降，宣降合法，肺气通调，止咳平喘益彰。陈皮性较燥烈，长于燥湿化痰，亦能理气健脾。桔梗辛开苦泄，但辛而不燥，苦而不峻，既能开宣肺气，泻火散寒，以驱外邪，通利胸膈，利咽止痛，又能宣通气血，祛痰排脓，载药上行。甘草能泻火解毒，润肺祛痰止咳，又能益气补中，缓急止痛，缓和药性。桔梗宣开肺气，而散外邪，又可载甘草直奔喉部。二药相合，宣肺利咽，开音止咳甚妙。全方合用，滋阴润肺化痰、止咳、平喘，清喉利咽。

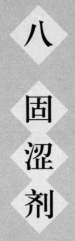

八　固澀劑

纯阳真人养脏汤

【组成】

人参　当归去芦　白术焙,各六钱（22克）　肉豆蔻面裹煨,半两（19克）一本不用肉豆蔻　肉桂去粗皮　甘草炙,各八钱（29克）　白芍药一两六钱（59克）　木香不见火,一两四钱（52克）　诃子去核,一两二钱（44克）　罂粟壳去蒂盖,蜜炙,三两六钱（135克）

【用法】

上件锉为粗末，每服二大钱（7克），水一盏半，煎至八分，去滓，食前温服。忌酒面、生冷、鱼腥、油腻，如脏腑滑泄，夜起久不瘥者，可加炮制了的附子三四片煎服。此药的有神效，不可具述。

【功能】

涩肠固脱，温补脾肾。

【主治】

大人、小儿肠胃虚弱，冷热不调，脏腑受寒，下痢赤白，或便脓血，有如鱼脑，里急后重，脐腹疼痛，日夜无度，胸膈痞闷，胁肋胀满，全不思食，及脱肛坠下，酒毒便血，诸药不效者，并皆治之；老人、孕妇、小儿暴泻，急宜服之，立愈。

【按】

本方主治之久泻久痢，乃脾肾虚寒，不能固摄所致，故见大便滑脱不禁，腹痛喜温喜按，倦怠食少；脾肾或下元虚寒，气血不和而下痢赤白，或便脓血，里急后重，脐腹疼痛。病虽以脾肾虚寒为本，但已至久痢滑脱，所以治法上亦应以涩肠固脱为主。故方中重用罂粟壳涩肠止泻，同温肾暖脾之肉桂并为君药。肉豆蔻温肾暖脾而涩肠，温中行气以止泻。诃子涩肠止泻，但因它长于收涩，对痰嗽泄痢初起，实邪上盛者，不宜使用。人参、白术以益气健脾，共为臣药，助君药共奏温肾暖脾之功，而增涩肠固脱之效，则虚寒泻痢、脐腹疼痛诸症可愈。久痢伤阴血，故以当归、白芍养血和营，木香调气导滞，以除里急后重诸症，并能止痛，共为佐药。甘草调药和中，合白芍又能缓急止痛，是为使药。原书还有"如脏腑滑泄，夜起，久不瘥者，可加炮了附子三四片煎服。"附子辛热，温命门，暖脾胃，助阳祛寒之力较强，与肉桂同用，有补火生土之功，对于脾肾阳虚较甚之泻痢滑泄不止者，尤为合拍。

原书本方并治脱肛坠下之症。《医方集解》指出应属泻痢日久，虚寒脱肛才可使用。但脱肛由于大气下陷者，又宜大补元气，或加入少量升麻、柴胡以升提之。

本方名纯阳真人养脏汤，纯阳真人系古代传说八仙之一吕纯阳。由于本方服后有神效，故冠以仙人之名以示不同凡响。

笔者用真人养脏汤加减治疗小儿虚寒性泄泻，效果良好。若食积加神曲、山楂炭；滑脱加石榴皮、柿蒂，小便不利加车前子、木通、茯苓；腹痛频泻加香连丸；呕吐加藿香、清半夏；内热加银花、连翘、马齿苋。

现代常用于治疗慢性结肠炎、慢性痢疾，日久不止，脾胃虚弱之证。

罂粟壳性涩收敛，故咳嗽或腹泻初起时忌用；如久咳、久泻用一般药物无效者，始可考虑应用本品，但又不宜多服、久服。

【集解】

1.《医方集解》：此手足阳明药也。脱肛由于虚寒，故用参、术、甘草以补其虚，肉桂、肉蔻以去其寒，木香温以调气，当归润以和血，芍药酸以收涩，诃子、罂壳涩以止脱也。

2.《方剂学》：方中参、术、甘草益气健脾，合肉桂、肉豆蔻温中止泻，为方中主要部分；粟壳、诃子固肠止泻，当归、芍药和血止痛，木香调畅气机，是方中辅助部分。合用以奏补虚温中、涩肠固脱之效。

牡蛎散

【组成】

黄芪去苗土　麻黄根洗　牡蛎米泔浸，刷去土，火烧通赤，各一两（38克）

【用法】

上三味为粗散，每服三钱（11克），水一盏半，小麦百余粒，同煎至八分，去渣热服，日二服，不拘时候。

【功能】

固表敛汗。

【主治】

诸虚不足，及新病暴虚，津液不固，体常自汗，夜卧即甚，久而不止，羸瘠枯瘦，心忪惊惕，短气烦倦。

【按】

本方为固表止汗之剂，为临床常用方。汗有自汗、盗汗之分。如不分寤寐，不因劳动，自然汗出，谓之自汗；睡则汗出，醒则倏收，谓之盗汗。自汗者属阳虚为主，盗汗者属阴虚为主。本方所治，既有阳虚自汗，复有阴虚盗汗之证。汗为心之液，阳虚不能卫外而固密，则肌表空疏而身常自汗；阴虚不能内营而收藏，则阴液外泄而夜卧汗出。至于心悸惊惕，短气烦倦，系汗出过多，久而不止，耗损心经气阴，虚火内扰所致。治宜益气阴，固肌表，敛汗液之法。方中牡蛎咸涩敛汗，益阴潜阳，重镇安神，兼以除烦，用为君药。黄芪大补肺气，振奋元阳，升举清阳，为实卫固表止汗之要药，用之为臣药。麻黄根专入肺经，能益肺气，固卫气，敛肌腠，塞毛窍，为固表止汗之佳品；小麦专入心经，益心气，敛心液，固皮毛，实腠理，为养心止汗，固表实卫之要药。临床上习用浮小麦，固表之力尤著。二者相须为用，共为佐使，敛汗固表之力倍增。诸药相合，敛阴止汗，益气固表，使气阴得养，则汗止而神足，表固而正气复。

本方虽以治自汗（阳虚者居多）为主，但对盗汗（阴虚者居多）也有功效。因为小麦可益心阴，牡蛎可敛阴安心神而止盗汗。笔者在临床上遇有盗汗者，常用此方加生地 15 克，山茱萸 10 克，五味子 6 克，黄柏 10 克，麦冬 10 克，可明显提高其疗效。另外桑叶、仙鹤草也是敛汗佳品，可资参考。

本方与当归六黄汤（《兰室秘藏》）均有滋阴清热、固表止汗作用，以治阴虚盗汗之证，但本方滋阴清热之力不足，收敛止汗之功较胜，长于益气固表，故为治疗气阴两虚汗出的常用方剂；当归六黄汤（当归、生地黄、熟地黄、黄柏、黄芩、黄连、黄芪）则偏重于滋阴清热，以治阴虚火扰，发热盗汗为主。玉屏风散（《丹溪心法》）功专固表止汗，以治卫虚不固之自汗为主。

牡蛎与龙骨，皆能重镇安神，平肝潜阳，收敛固涩，故临床常相须为用。然龙骨甘平，外用又能收湿敛疮。牡蛎咸寒，生用可育阴清热，尚能治阴虚动风之证，味咸而软坚散结，煅用可制酸止痛，用于胃痛泛酸的病症等，临床应用时应各有其长。

【集解】

《成方便读》："夫自汗盗汗两端，昔人皆谓自汗属阳虚，盗汗属阴虚立论。……然二证虽有阴阳，其为卫虚不固，则一也。此方用黄芪固卫益气；以麻黄根领之达表而止汗；牡蛎咸寒，潜其虚阳，敛其津液；麦为心谷，其麸则凉，用以入心，退其虚热耳。此治卫阳不固，心有虚热之自汗者也。"

遇仙立效散

【组成】

御米壳去蒂、盖，炒黄　川当归洗　甘草各二两（75克）　赤芍药　酸石榴皮
地榆各半两（19克）

【用法】

上为粗散，每服三钱（11克），水一盏半，煎至七分，空心温服，小儿
量岁数加减，以瘥为度。忌生冷、油腻、腥臊等物。

【功能】

涩肠止痢，缓急止痛。

【主治】

诸般恶痢，或赤或白，或浓淡相杂，里急后重，脐腹疠痛，或下五色，或如
鱼脑，日夜无度，或噤口不食，不问大人、小儿、虚弱、老人、产妇，并宜服之。

【按】

本方是一首涩肠止泻的方剂，能够收涩止痢，缓急止痛。御米壳即罂
粟壳，性味涩平，入肺、大肠、肾经，用于久泻、久痢等症；此外，罂粟壳的止痛功
效亦颇显著，临床上常用于胃痛、筋骨疼痛等病症。一般用量3~9克，以煎
服为主。因为它含罂粟碱等，故咳嗽或腹泻初起时忌用；如久咳、久泻用一般
药物无效者，始可考虑应用本品，但又不宜多服、久服。石榴皮，酸、涩、温，
入胃、大肠经，用于久泻、久痢等症，本品有收敛涩肠的作用，适用于久泻、
久痢等病症，配合罂粟壳加强了收涩固脱、缓急止痛之效。现代药理证明，石
榴皮对痢疾杆菌、绿脓杆菌、结核杆菌及各种皮肤真菌都有抑制作用。当归既
能补血，又能活血，故有和血的功效，为理血要药。赤芍药凉血活血，长于散

瘀，故于清热凉血及活血祛瘀剂中，常用赤芍。地榆苦酸、微寒，入肝、大肠经，性寒而降，功能凉血止血，泻火解毒。前人说："古者断下多用之。"所以用治一切血证，而以下焦血热如肠风下血、血痢、崩漏等症为主。治便血，多用地榆炒炭，实践表明，生地榆治便血，也有一定的效果，因此加强了前三药的涩肠止泻、凉血清肠之力。方中甘草用量为二两，作为辅助矫味之用，以调和诸药。所谓调和诸药，也就是能用以缓和其他药物的药性，或使不同性质的药物取得协调的意思。全方酸敛涩肠，缓急止痛，气血双调，不问大小，老少皆宜。

没食子丸

【组成】

没食子 地榆各半两（19克） 黄柏锉，蜜炙，三两（75克） 黄连锉，炒，一两半（56克） 酸石榴皮一两（37克）

【用法】

上件捣罗为细末，以醋煮面糊为丸，如麻子大，每服十丸至二十丸，温米饮下，食前服。

【功能】

清热凉血，燥湿止泻。

【主治】

小儿肠虚受热，下痢鲜血，或便赤汁，腹痛后重，昼夜不止，遍数频多。

【按】

没食子丸是一首清热凉血、燥湿止泻的方子。方中黄柏苦寒，入肾、膀胱、大肠经，用以清热燥湿，泻火解毒，以治湿热泻痢，与黄连相似；黄连性寒、味甚苦，功能泻心火，解热毒，为治痢止呕的要药，黄连清热燥湿的作用很强，配合黄柏治湿热内蕴之证。黄连、黄柏都是苦寒的药品，均能清热燥湿，泻火解毒，但黄柏泻肾火而退虚热，且能除下焦湿热；黄连泻心火则除烦，善止呕逆；两药相合燥湿止泻。没食子又名没实子，为山毛榉科植物没食子树幼枝上的虫瘿，由没食子蜂寄生而形成，于成虫未逸出时采集。性味涩微苦温，功能收敛止泻，敛肺止咳，适用于久泻、久痢、久咳之症。地榆凉血止血，泻火敛疮，长于下部出血的病症，如肛门痔血等症为常用之品。止泻痢往往与酸石榴皮同用，增强收敛固涩、凉血止血、缓急止痛之效。以温米饮送下，顾护了胃肠正气，驱邪不伤正。

豆蔻香连丸

【组成】

黄连去须，微炒，三分（27克）　肉豆蔻仁二枚　丁香一分（9克）　木香　诃黎勒炮，去核，各半两（19克）

【用法】

上捣罗为末，以粟米粥和丸如黍米大，三岁儿服十丸，粥饮下。

【功能】

厚肠胃，顺气止泻。

【主治】

小儿乳食不节，肠胃虚弱，冷热之气客于肠间，下赤白痢，肠内疼痛，日夜频并，不欲饮食，量儿大小加减服之。

【按】

方调肠胃之气，治赤白下痢。诃黎勒又名诃子，其味苦酸涩平，煨熟用涩肠止泻，治久泻久痢。可配合肉豆蔻、木香、丁香等同用。据近代研究，本品对白喉杆菌、痢疾杆菌、肺炎双球菌、绿脓杆菌、金黄色葡萄球菌、变形杆菌、溶血性链球菌等，有抑制作用，诃子到肠的下部，方有收涩作用。肉豆蔻味辛性温，主要功用是燥脾、暖胃、涩肠、止泻、温中行气，主治脾胃虚寒，久泻不止，五更泻，腹痛少食，配合诃黎勒，增强了涩肠止泻之力。黄连微炒，苦而小寒，以涩肠止泻。木香味辛、苦，性温，能行肠胃滞气，疏肝开郁，和胃健脾，配黄连（即大香连丸），是治疗痢疾的常用方。丁香味辛、性温，有强烈的芳香气味，可以暖胃、降逆、温肾。肉豆蔻味辛性温，主要功用是燥脾、暖胃、涩肠，温胃助消化，下气消胀。五药合用，厚肠胃，顺气止泻。

滋血汤

【组成】

赤石脂火煅红　海螵蛸去壳　侧柏叶去枝,各五两（186克）

【用法】

上为细末,每服二钱（7克）,用热饭饮调下,一日连进三服即愈,不拘时。此药功效,不可尽述。

【功能】

固涩收敛,止血。

【主治】

妇人劳伤过度,致伤脏腑,冲任气虚,不能约制其经血,或暴下,谓之崩中,或下鲜血,或下瘀血,连日不止,淋沥不断,形羸气劣,倦怠困乏,并能治之。

【按】

滋血汤是一首收敛止血剂,用于治疗妇人劳伤过度、冲任气虚,不能约制其经血诸症。方中赤石脂甘、酸、涩、温,入胃、大肠经,能入血分,有止血之功,故用于治崩漏症,常与侧柏叶、乌贼骨等同用。药理证明,赤石脂有吸附作用,能吸附消化道内有毒物质,并保护消化道黏膜,止胃肠道出血。还常用于虚寒性泄泻、久痢不止,尤宜于泻痢兼有出血者。《本草纲目》:"五色脂,涩而生,故能收涩止血而固下。甘而温,故能益气生肌而调中,中者,肠胃肌肉惊悸黄疸是也。下者,肠澼泄痢崩带失精是也。……赤白二种,一入气分,一入血分,故时用尚之。"乌贼骨又名海螵蛸,咸微温,入肝、肾经。功能收敛止血,固精止带,制酸敛疮。能够通血脉,活经络,补肝血,祛寒湿。海螵蛸有良好的止血作用,对崩漏下血,可与茜草合用。如体虚的常和黄芪、白术、党参、阿胶、熟地等同用。对外伤出血，可用海螵蛸粉外敷，也有止血的功效。本品长于收敛，故能涩精、止带，常合山茱萸、沙苑子、菟丝子等用于遗精；合白芷、牡蛎等用于带下。还能中和胃酸，以疗胃及十二指肠溃疡病，泛吐酸水，或溃疡病出血，常配合象贝、甘草等药研粉吞服。海螵蛸功专收涩，多服久服，常有引起大便秘结的现象。

驻车丸

【组成】

阿胶捣碎,炒如珠子,为末,以醋四升(4 000 毫升)熬成膏 当归去芦,各十五两(559克) 黄连去毛,三十两(1 130 克) 干姜炮,十两(373 克)

【用法】

上为细末,以阿胶膏和,并手丸如梧桐子大。每服三十丸,食前,温米饮下,日三服。凡小儿服,丸如麻子大,更量岁数加减。

【功能】

寒热并用,涩肠止泻。

【主治】

一切下痢,无问新久,及冷热脓血,肠滑里急,日夜无度,脐腹疞痛,不可忍者。

【按】

驻车丸是一首调中、涩肠、止痢的方子,主治一切下痢,无问新久,泄泻不止,痢下鲜血而腹痛,是寒热并进之剂。方中阿胶,味甘、平,入肺、肝、肾经。功用补血止血,滋阴润肺。对一切失血之症均能应用,然以咯血、便血、崩漏等用之较为适宜。对于出血而出现的血虚证候,应用阿胶既能止血,又能补血,有标本兼顾之效。药理研究,阿胶有加速血液中红细胞和血红蛋白生长的作用,能改善动物体内钙的平衡,促进钙的吸收,有助于血清中钙的存留。

临床习惯以阿胶炖服补血为主,阿胶炒珠以止血为要。当归,养血活血,补血偏于温阳,其性动而主走;黄连重用,燥湿止痢;干姜温中和胃,调理寒热。四药配伍,寒温并用,标本兼顾,补血止血,涩肠止泻,调理胃肠,缓急止痛,真可谓面面俱到。

小黄连阿胶丸

【组成】

肉豆蔻　茯苓去皮　诃子炮,去核,各一两（37克）　黄连去须,微炒,三两（75克）

【用法】

上为细末,用阿胶一两（37克）,醋煎溶,搜为丸如粟米大,一岁儿每服十粒至十五粒、二十粒,用温饮下,随乳亦得,更量岁数加减服,不计时候。

【功能】

祛湿止泻。

【主治】

小儿乳食无度,冷热不调,下痢赤白,或如鱼脑,白多赤少,后重腹痛,烦渴引饮,小便不利,便圊频数,食减少力。

【按】

小黄连阿胶丸,是一首祛湿止泻的方子。方中黄连,清热燥湿,泻火解毒,为治痢止呕的要药。在使用时如配以黄芩、山栀等,则泻火而解热毒;配以大黄、黄芩,则泻火而止吐衄,且可治目赤口疮;配木香,则清热止痢而除腹痛;配竹茹,则清胃热而止呕吐;配吴茱萸,则和肝胃而治胃痛泛酸;配天花粉、知母、生地,则清胃火而治口渴;配朱砂,则泻心火而安神。阿胶,能补血滋阴,但补血功效较佳,且能润肺止血。凡内有瘀滞,脾胃虚弱消化不良,以及有表证者,均不宜应用阿胶。《本草纲目》:"阿胶,大要只是补血与液,故能清肺益阴而治诸症。"肉豆蔻,温中止泻,温中行气。肉豆蔻善能温理脾胃,又长于固涩,可涩肠以止泻。常合干姜、党参、白术等用于脾虚久泻,对脾肾虚寒泄泻,亦可应用,多与补骨脂、五味子、吴茱萸同用。肉豆蔻虽为收涩之品,然温中行气止痛的作用亦属不弱，故又可配木香、吴茱萸等药用于脾胃虚寒、气滞腹痛等症。诃子，涩肠止泻，是因其有收敛之能，故泻痢初起，实邪尚盛者，不宜使用；诃子与肉豆蔻合用有协同作用。茯苓，药性缓和，功能益心脾，利水湿，补而不峻，利而不猛，既能扶正，又可祛邪，故在临床上广泛应用。

　　本方五药配伍，清热而不伤阴，固涩而不敛邪，利湿而不碍胃，共奏利湿止泻的功效。笔者曾以此方加味，用于溃疡性结肠炎，便如鱼脑，白多赤少，后重下坠者，临床效果较佳。

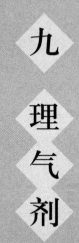

九 理气剂

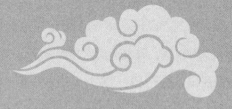

沉香降气汤

【组成】

香附炒, 去毛, 四百两（14 912 克）　沉香十八两半（690 克）　缩砂仁四十八两
（1 790 克）　甘草爁, 一百二十两（4 476 克）

【用法】

上为细末, 每服一钱（4 克）, 入盐少许, 沸汤点服。凌旦雾露, 空心服
食, 祛邪恶气, 使无瘴疫。

【功能】

降气, 开胃消痰, 散壅进食。

【主治】

阴阳壅滞, 气不升降, 胸膈痞塞, 心腹胀满, 喘促短气, 干哕烦满, 口中无味,
嗜卧减食。又治胃痹留饮, 噫醋闻酸, 胁下支结, 常觉妨闷, 及中寒咳逆, 脾湿
洞泻, 两胁虚鸣, 脐下撮痛, 皆能治之。患脚气人, 毒气上冲, 心腹坚满, 肢体
浮肿者, 尤宜服之。

【按】

由于阴阳错乱, 壅滞不疏, 脾气不得升, 胃气不以降, 而心腹痞满, 动则
喘促短气, 脾胃不和必然影响肺金肃降, 肺气上逆而咳嗽痰涎, 口中无味, 肝
木郁滞, 疏泄失常, 引起胸胁胀满, 逆气上冲, 则眩晕烦躁, 治宜疏肝降气,
开胃醒脾。

香附为疏肝解郁之要药, 其辛能散肝气之郁, 苦能降肝气之逆, 甘能缓肝
气之急, 性平而又无寒热之弊, 可上行胸膈, 下走肝肾, 通利三焦, 散一切气,
解一切郁; 肝为藏血之脏而主疏泄, 气为血之帅, 气行则血行, 肝气调和则血

行通畅，而无郁滞之患，又可调经止痛。本品既入气分以疏肝理气，善解六郁，复入血分而活血调经，善治妇科诸病，故前人称之为"气病之总司，女科之主帅也。"《本草纲目》曰："香附之气平而不寒，香而能窜，其味多辛能散，微苦能降，微甘能和，乃足厥阴肝、手少阳三焦气分主药，而兼通十二经气分。"是为方之君药。砂仁辛温，入肺、胃、肾经，功能化湿醒脾，行气宽中，对于脾胃气滞所致胸脘胀满，食欲不振及恶心呕吐等症为佳品，还能增强香附疏肝解郁，理脾和中之效，是为臣药。沉香降气调中，温肾助阳，散寒理气止痛，能治气滞胸腹胀痛属于寒证者，沉香得香附则升降诸气。四药合用，肝气条达，气机舒畅，脾胃和合，壅散进食，诸症悉蠲。

【集解】

《医略六书》：气逆于中，肝气不降，此眩晕之发于气逆焉，郁怒人多此。沉香降气以疏逆，香附调气以解郁，砂仁理气醒脾胃，甘草缓中和脾胃也。为散沸汤下，使逆气降而肝气平，则脾胃调而运化如常，何气逆眩晕之不已哉。

苏子降气汤

【组成】

紫苏子　半夏汤洗七次，各二两半（93克）　川当归去芦半两（19克）　甘草爁，二两（75克）　前胡去芦　厚朴去粗皮，姜汁拌炒，各一两（37克）　肉桂去皮，一两半（56克），（一本有陈皮，去白，一两半）

【用法】

上为细末，每服二大钱（7克），水一盏半，生姜三片，枣子一枚，紫苏五叶，同煎至八分，去滓热服，不拘时候。常服清神顺气，和五脏，行滞气，进饮食，去湿气。

【功能】

降气平喘，温化寒痰。

【主治】

男女虚阳上攻，气不升降，上盛下虚，胸膈痰多，咽喉不利，咳嗽，虚烦引饮，头目昏眩，腰疼脚弱，肢体倦怠，腹肚疞刺，冷热气泻，大便风秘，涩滞不通，肢体浮肿，有妨饮食。

【按】

苏子降气汤这个方名就说得很清楚，是降气方。它主治的咳喘多已经成了虚证，而不是一般的虚，而是造成了肾虚，属于下虚。但作为苏子降气汤所治的证来看，它必然有上实，就是痰饮壅盛于上，这是主要的。所以本方是虚实兼顾，上下并治的方剂，既是上实又有下虚。由于痰盛于上，是邪气盛则实，见喘咳短气，胸膈满闷；还有腰痛脚软，那是肾气不足；四肢无力，肢体倦怠，甚至有些浮肿，这些情况都是由于肺、脾、肾的阳气虚，没有这个原因它不会生痰饮。所以痰饮病要确认肺、脾、肾中谁是主要的，谁是真正的根。临床上有时候并不见得所有痰饮病与肾有关，但有时候痰饮病出现腰痛脚弱倒都与肾有关，所以在用苏子降气汤时，只要见到腰痛脚弱，就知道病人的肾阳虚了，再加上从舌苔看白腻或白滑，脉虽是滑而浮取有力，重按时尺部是小而弱，这样就说明病已累及到肾。

痰多，就用理气的药，祛痰的药，降气的药，实际上把痰一去，气一顺，自然就好起来了，再加上降气的药，就更舒服了。平喘是整个方剂的中心。本方治上顾下，但急则治标，故以降气平喘，止咳化痰治上实为主，温肾纳气治下虚为辅。方中用苏子降气祛痰，止咳平喘，为君药。半夏、厚朴、前胡祛痰，止咳平喘，共为臣药，君臣相配，以治上实之有余，但为何用厚朴呢？因为病人主要是痰积壅滞而气不得降，所以用厚朴除满顺气也就加强了排痰的作用。当归既养血补肝，同肉桂以温补下虚，又能治咳逆上气，略加生姜、苏叶以宣肺散寒，共为佐药。因为病本就是肺脾肾阳气不足，水化为痰，水聚为饮。因肾的阳气虚以后，整个气化不利，水道不得通调，津液不得布化，所以聚而为痰，在这种情况下就用肉桂来温肾。甘草、大枣和中，是为使药。诸药合用，上下兼顾而以上为主，使气降痰消，则喘咳自平。关于当归，一是本经有治咳喘之说，二是能润肠通便以降气，肺与大肠为表里之别解也。

本方药性偏温燥，以降气祛痰为主，对于无肾虚见证，或有肺热痰喘者，均不宜使用。

本方是治疗上盛下虚，痰嗽气喘病症的常用方剂。由于寒痰壅肺，气逆不降，故见喘咳痰多，胸膈满闷；肾阳不足，气不归根，而有喘咳短气，难以接续，腰疼脚弱，肢体倦怠，或肢体浮肿等症。现代临床上除慢性支气管炎、肺气肿、肺源性心脏病、心源性哮喘等症有效外，对呕吐、衄血等症而属气逆所致者，亦可用之，说明该方对诸多气逆证均可选用，并非仅限于肺之上逆的喘咳。

【集解】

1.《血证论》：气即水也，水凝则为痰，水泛则为饮，痰多留滞，则气阻而为喘咳。苏子、生姜、半夏、前胡、陈皮宜除痰饮，痰饮去而气自顺矣。然气以血为家，喘则流荡而忘返，故用当归以补血，喘则气急，故用甘草以缓其急；出气者肺也，纳气者肾也，故用沉香之纳气入肾和肉桂之引火归元为引导。

2.《成方便读》张秉成：夫风邪外来，必先犯肺，于是肺中之气，壅而不行，肺中之津液，郁而为痰，故喘嗽不宁。肺与大肠相表里，肺津虚则大肠不润，故大便不利，甚则引动下焦虚阳上逆，而为呕血等症。先哲有见痰休治痰，见血休治血之论，虽证见痰血，仍必究其受病之源。方中苏子、前胡、厚朴皆降气之品，有疏邪之能，半夏、橘红化其痰。火载血升，故以肉桂引火归元，当归导血归经。上下交病者治其中，故以甘草培中补土。加姜煎者，病因风邪而来，仍不离辛散之意耳。

四七汤

【组成】

半夏三两(186克)　茯苓四两(149克)　紫苏叶二两(75克)　厚朴三两(112克)

【用法】

上㕮咀，每服四钱（15克），水一盏半，生姜七片，枣一个，煎至六分，去滓热服，不拘时候。若因思虑过度，阴阳不分，清浊相干，小便白浊，用此药下青州白丸子最为切当。夫人恶阻，尤宜服之。一名厚朴半夏汤，一名大七气汤。

【功能】

理气宽胸，化痰利咽。

【主治】

治喜、怒、悲、思、忧、恐、惊之气，结成痰涎，状如破絮，或如梅核，在咽喉之间，咯不出，咽不下，此七气所为也；或中脘痞满，气不舒快；或痰涎壅盛，上气喘急；或因痰饮中结，呕逆恶心，并宜服之。

【按】

四七汤症多由情志不畅，肝气郁结，肺胃宣降失常，津聚为痰，与气相搏，结于咽喉，致咽中如有物阻，咯吐不出，咽之不下，但一检查没有东西，病人老感觉有个东西在那里，中医称之为梅核气，又不影响吞咽，这主要是情志不遂，因为气郁，津液就不能正常布散，聚而为痰涎，这又加重了气的运行受阻。由于局部气所聚，就是气道不利而产生了这种证。其病机不仅是梅核气，凡是气滞不利，津液的布散不正常就生痰，所以有"气有余就是火，液有余就是痰。"因此这个方剂是从这一点认识来理气、祛痰的，就是行气散结，降逆化痰。方中用半夏化痰散结，降逆和胃，为君药。厚朴下气除满，助半夏以散结降逆。茯苓一般只强调甘淡渗湿健脾的功用，实则茯苓是先升后降，既能使被阻的津液上潮于咽喉，又可助夏、朴降气除痰涎，共为臣药。苏叶既入气分又入血分，是肝、肺两经的药，在这里能行气疏肝，能和血。生姜辛温散结，和胃止呕，共为佐使药。诸药合用，共成行气散结，降逆化痰之功。但是现在临床上我们所见的梅核气、咽喉炎，有的是热性的，有的是虚性的。由于本方方剂除茯苓性平外，其他均是温性的，因此只适用于舌苔薄白，脉弦而不数的患者。若见有颧红口苦，舌红少苔，属于气郁化火，阴伤津少者，虽具梅核气之特征，要用本方时需再加凉润的麦冬、玄参之类。

【集解】

《医宗金鉴》："咽中如有炙脔，谓咽中有痰涎，如同炙肉，咯之不出，咽之不下者，即今之梅核气病也。此病得于七情郁结，凝涎而生，故用半夏、厚朴、生姜，辛以散结，苦以降逆；茯苓佐半夏，以利饮行涎；紫苏芳香，以宣通郁气，俾气舒涎去，病自愈矣。此证男子亦有，不独妇人也。"

丁沉煎丸

【组成】

丁香十二两（447克）　沉香二两（75克）　木香一钱半（6克）　丁香皮一两（37克）　白豆蔻仁九两半（355克）

【用法】

上为细末，别用甘草熬膏子为丸，每一两分作二百五十丸，每服一粒，含化，空心食。

【功能】

辟雾露寒邪，散膈脘凝滞，调顺三焦，和养荣卫。

【主治】

心胸痞闷，噫醋吞酸，呕逆痰水，津液不收，两胁刺痛，腹中坚满，口苦无味，不思饮食。

【按】

本方是一首理气散寒剂。方中丁香温中降逆，暖肾助阳，善于降逆，故为治胃寒呃逆、呕吐的要药。丁香由于药用部分不同，而有以下的区别：花蕾，一般称之为公丁香，气香力足，功效较佳；果实，名为母丁香，气味较淡，功效较弱，所以临床多以公丁香入药应用。《本草经疏》："丁香，其主温脾胃、止霍乱壅胀者，盖脾胃为仓廪之官，饮食生冷，伤于脾胃，留而不去，则为壅塞胀满，上涌下泄，则为挥霍撩乱，辛温暖脾胃而行滞气，则霍乱止而壅胀消矣。齿疳䘌者，亦阳明湿热上攻也，散阳明之邪，则疳䘌自除。疗风毒诸肿者，辛温散结，而香气又能走窍除秽浊也。"丁香皮为丁香树皮，有丁香的功效，但作用较淡，可协助丁香发挥温中降逆之效。沉香辛苦温，入脾、胃、肾经，主要功效是降气调中，温肾助阳，散寒理气止痛，能治气滞胸腹胀痛，属于寒证者，常与木香同用，用于脾胃虚寒、呕吐呃逆之症，又能温肾助阳，纳气平喘，丁沉相合温中降气之效更佳。《药品化义》："沉香，纯阳而升，体重而沉，味辛走散，气雄横行，故有通天彻地之功。且香能温养脏腑，保和卫气。"沉香专于化气，诸气郁结不伸者宜之，温而不燥，行而不泻，扶脾达肾，摄火归元。木香辛苦温，入脾、大肠经，能够行气止痛。常与白豆蔻仁配伍，用治气滞诸痛。木香气味芳香，行气止痛的功效颇佳，因它含有挥发油，故入药不宜久煎。白豆蔻仁，辛温，入脾、胃、肺经，辛温芳香，能行气暖脾而化湿，对寒湿气滞呕吐恶心作用较好；因其芳香气清，温燥之性较弱，故常用于湿滞偏热之证，如三仁汤是也。全方五药相伍，以甘草熬膏为丸，降气温中，调和荣卫。

紫苏子丸

【组成】

紫苏子捡净　陈皮去白，各二两（74克）　肉桂去粗皮　人参去芦　高良姜炒，各一两（37克）

【用法】

上五味为细末，炼蜜和丸，如弹子大，每服一丸，细嚼，温酒下，米饮亦得，不计时候，或作小丸服之亦得。若食瓜脍生冷，觉有所伤，噫气生熟，欲成霍乱者，含化一丸，细细咽汁，服尽应时立愈。常服此药，永不患霍乱，甚妙。

【功能】

理气温中，降逆止咳。

【主治】

一切气逆，胸膈噎闷，心腹刺痛，胁肋胀满，饮食不消，呕逆欲吐，及治肺胃伤冷，咳嗽痞满，或上气奔急，不得安卧。

【按】

紫苏子丸是一首理气温中、降逆定喘的方子。苏子利膈而消痰，质润而不燥，辛温入肺，善能降气定喘，故适用于咳逆痰喘的症候，本品质润多油，故有滑肠通便的功效，适用于肠燥便秘。苏子为紫苏的成熟种子，另有一种白苏子，是白苏的种子。两者主要的区别：苏子色黄黑，粒较细小，气香力厚；白苏子色呈灰白而粒较大，气较淡薄，功同苏子而力逊。陈皮辛苦温，入脾、肺经，又名橘皮、新会皮，理气健脾，燥湿化痰，用于脾胃气滞致脘腹胀满、恶心呕吐、消化不良等症。临床应用很是广泛，既可用于脾胃气滞的证候，又可用于气虚体弱的证候；它同补药则补，同泻药则泻，同升药则升，同降药则降。

人参甘平，入脾、肺经，大补元气，补肺益脾，生津安神。既能用于久病气虚，又可用于急救虚脱，故为补虚扶正的要药。与陈皮相伍，增强了健脾益气，补虚的功效。此外，人参与祛邪之药同用，可用于邪未清而正气已虚的病证，以起到扶正祛邪的功效。肉桂，辛甘，大热，入肝、脾、肾经，温中补阳，散寒止痛。大热之品，有益火消阴，温补肾阳的作用；又能通利血脉，与人参相合，用于久病体弱，气衰血少之证，肉桂配人参，有鼓舞气血生长之功。高良姜辛热，入脾、胃经，善散脾胃寒邪，具有温中止痛之功，故适用于脘腹冷痛等病症，配伍肉桂，增强了治腹部冷痛的功效。

五药合用，理气温中，治一切气逆之证，降逆止咳平喘，用于肺胃伤冷之咳喘痞满。

乌药顺气散

【组成】

麻黄去根节　陈皮去瓤　乌药去木，各二两（75克）　甘草炒　白僵蚕去丝，嘴，炒　川芎　枳壳去瓤，麸炒　白芷　桔梗各一两（37克）　干姜炮，半两（19克）

【用法】

上为细末，每服三钱（11克），水一盏，姜三片，枣一枚，煎至七分，温服。如四时伤寒，憎寒壮热，头痛肢体倦怠，加葱白三寸，同煎并服，出汗见效；如闪挫身体疼痛，温酒调服；遍身瘙痒，抓之成疮，用薄荷三叶煎服。孕妇不可用。常服疏风顺气。

【功能】

疏风顺气止痛。

【主治】

男子、妇人一切风气，攻痙四肢，骨节疼痛，遍身顽麻，头目眩晕，及疗瘫痪，语言謇涩，筋脉拘挛。又治脚气，步履艰难，脚膝软弱。妇人血风，老人冷气，上攻胸臆，两肋刺痛，心腹膨胀，吐泻肠鸣。

【按】

乌药顺气散，是一首理气止痛的方子。主治男人、妇人一切风气，治风当先解表而顺气。方中麻黄辛苦温入肺及膀胱经，善发汗、散风寒；桔梗辛散苦泄，宣通肺气；白芷祛风、解表定痛，治疮疖善走头面；川芎长于走散，祛风止痛，走窜上行。四药相伍为君而解表散寒，除一切风气、头面诸风、眩晕等。枳壳行气宽中、除脓满；乌药性温，散寒湿肾，顺气止痛，配合温热之干姜以湿经通阳气为臣，主治诸冷气上攻胸腹，胁肋心腹诸痛；白僵蚕最善化痰散结、解痉；陈皮健脾燥湿化疾，协白僵蚕以治诸般语言謇涩，筋脉挛急，共治这些兼痰症为佐。甘草性平，调和诸药为使。全方乃成理气疏风，湿中止痛，散寒不伤阴，理气不燥热，扶正祛邪，治一切气病的有效良方。

【集解】

《医方集解》："此手太阴、足厥阴药也，风盛则火炽，故有痰火冲逆而上，此里气逆也。然中风必由外感风寒而发，内虚而外邪乘之，此表气逆也。麻黄、桔梗，肺家之药，发汗而祛寒；川芎、白芷，头面之药，散风而活血；枳壳利气行痰；白僵蚕清化散结；干姜温经通阳，甘草和中泻火；乌药能通行邪滞诸气。此乃先解表气而兼顺里气者，气顺则风散，风邪卒中，当先治标，若气虚病久者，非所宜也。"

匀气散

【组成】

丁香　檀香　木香　白豆蔻仁,各二两(75克)　藿香叶　甘草燷,各八两(298克)　缩砂仁四两(149克)

【用法】

上为末,每服一钱(4克),入盐末一字(2克),用沸汤点服,不计时候。

【功能】

理气消痞,化湿和胃。

【主治】

气滞不匀,胸膈虚痞,宿冷不消,心腹刺痛,除胀满噎塞,止呕吐恶心,常服调顺脾胃,进美饮食。

【按】

匀气散,理气消痞,化湿和胃。脾气以升为顺,胃气以降为和,由于气机不舒,升降失常,运化失司,而水谷不化,湿阻中焦,症见胸膈虚痞,胀满噎塞,消化不良,心腹刺痛。方中檀香辛温,入脾、胃、肺经,理气散寒止痛。李杲:"檀香能调气而清香,引芳香之物上行至极高之分,最宜橙橘之属,佐以姜、枣,将以葛根、豆蔻、缩砂、益智通行阳明之经,在胸膈之上,处咽嗌之中,同为理气之药。"丁香能温中降逆,温肾助阳,用于胃腹冷痛、呃逆、呕吐等症,也可用于肾阳不足及寒湿带下等症。现代已知丁香可使胃黏膜充血,促进胃液分泌和胃肠蠕动。木香,行气止痛,用于脘腹胀痛,肠鸣泄泻及下痢腹痛,里急后重等症。藿香,辛温,气味芳香,功能醒脾化湿,入脾、胃、肺经,化湿和中,解暑发表。故适用于湿阻中焦,脘闷纳呆,呕吐腹泻等症。藿香对胃肠神经有镇静作用，能促进胃液分泌。四香配伍，增强了理气消痞，散寒止痛之效。砂仁，辛香性温，入脾、胃、肾经，有醒脾和胃，行气宽中的功效，用于脾胃气滞所致胸脘胀满，食欲不振及恶心呕吐等症，常与木香、丁香、厚朴等同用。白豆蔻与砂仁，性味相同，功亦类似，但白豆蔻芳香气清，温燥之性较弱，故可用于湿滞偏热之证，如三仁汤用白豆蔻而不用砂仁；砂仁则香浓气浊，温燥之性较强，故适用于脾胃寒湿气滞之证。重用甘草，补中益气，泻火解毒，缓和药性，缓急定痛。

全方配伍，理气不伤正，和胃不滞邪，共奏理气消痞，化湿和胃之效。

乌沉汤

【组成】

天台乌药一百两（3 728 克）　　沉香五十两（1 864 克）　　人参三两（112 克）

甘草燃，四两半（168 克）

【用法】

上为末，每服半钱（2 克），入生姜三片，盐少许，沸汤点服，空心、食前。

【功能】

和一切气，除一切冷，调中补五脏，益精壮阳道，暖腰膝，去邪气。

【主治】

吐泻转筋，癥瘕疼痛，风水毒肿，冷风麻痹；又主中恶心腹痛，蛊毒痓忤鬼气，宿食不消，天行瘴疫；膀胱、肾间冷气攻冲，背脊俯仰不利，及妇人血气攻击，心腹撮痛，并宜服之。

【按】

乌沉汤，理气调中，益精壮阳道，暖腰祛癖邪。方中乌药，辛温，入脾、肺、胃、膀胱经，功能顺气开郁，散寒止痛，治气逆胸腹胀痛，宿食不消，反胃吐食，寒疝脚气，小便频数。《本草纲目》："乌药，辛温香窜，能散诸气，故《太平惠民和剂局方》治七情郁结，上气喘急用四磨汤者，降中兼升，滞中带补也。"《药品化义》："乌药，气雄性温，故快气宣通，疏散凝滞，甚于香附。外解表邪而理肌，内宽中而顺气。以之散寒气，则客寒冷痛自除；驱邪气则天行疫瘴即却；开郁气，中恶腹痛，胸膈胀满，顿然可减；疏经气，中风四肢不遂，初产血气凝滞，渐次能通，皆藉其气雄之功也。"沉香，降气调中，温肾助阳。以上两味为方中之君药。人参，大补元气，补肺益脾，生津安神；

甘草，补中益气，泻火解毒，润肺祛痰，缓和药性，缓急定痛，为臣使之药。

　　四药相伍，全方和一切气，除一切冷，调中补五脏，益精壮阳道，暖腰膝，去邪气。

降气汤

【组成】

紫苏叶去梗，四两（149克）　厚朴去粗皮，姜汁制　肉桂去粗皮，不见火　半夏汤洗七次，去滑　川当归去芦　前胡去芦，洗　甘草爁，各三两（112克）　陈皮去白，三两半（132克）

【用法】

上为㕮咀，每服二钱至三钱（7~11克），水一大盏，生姜三片，煎至七分，去滓，温服，不拘时候。

【功能】

消痰饮，降滞气，进饮食。

【主治】

中脘不快，心腹胀满，阴阳壅滞，气不升降，胸膈噎塞，喘促短气，干哕烦满，咳嗽痰涎，口中无味，嗜卧减食，宿寒留饮，停积不消，肋下支结，常觉妨闷。专治脚气上冲，心腹坚满，肢体浮肿，有妨饮食。

【按】

本方是一首降气消饮的方子，主要功能是降滞气，消痰饮，进饮食。紫苏，辛温，入肺、脾经，其功效发汗解表，行气宽中，解鱼蟹毒。《药品化义》："紫苏叶，为发生之物，辛温能散，气薄能通，味薄发泄，专解肌发表，疗伤风伤寒，及疟疾初起，外感霍乱，温热脚气，凡属表证，放邪气出路之要药也。"故苏叶对风寒表证而兼见胸闷呕吐症状的，很是适宜；或无表证而有气滞不畅症状的，也可用以宣通。如配藿香、陈皮则解表和中，配半夏、厚朴则解郁宽胸。厚朴，苦辛温，入脾、胃、肺、大肠经，功能燥湿散满以运脾，行气导滞而除胀。四药同用为君药。肉桂，辛甘大热，入肝、脾、肾经，其用温中补阳，散寒止痛，治阴寒里盛，肾阳不足而出现的呼吸短促，面色浮红，溲清便溏，脉浮无力等症候。当归，甘辛温，入肝、心、脾经，能补血调经，活血止痛，润肠通便，既能补血，又能活血，故有和血的功效，为治血病的要药。前胡，苦辛微寒，入肺经，辛散苦降，稍有散风之力，长于降气化痰，故适用于肺气不降，清肃之令不行，痰稠喘满，咯痰不畅等症。甘草，补中益气，润肺祛痰，调和诸药，缓急定痛。

木香分气丸

【组成】

木香　甘松洗去泥,各一两(32克)　甘草炙,六两(224克)　香附子十六两(596克)　蓬莪茂煨,八两(298克)

【用法】

上为细末,水糊为丸,每服二十粒,煎生姜橘皮汤下,不计时,脾胃虚弱人最宜服。

【功能】

宽中,顺气,进食。

【主治】

一切气逆,心胸满闷,腹胁虚胀,饮食不消,干呕吐逆,胸膈痞满,上气咳嗽冷痰,气不升降,并宜服之。

【按】

木香分气丸,为治一切气逆之方,功能宽中顺气,除满降逆。香附,辛苦,甘平,入肝、三焦经。香附长于疏肝理气,并有止痛作用,对肝气郁滞引起的胸胁胀闷、脘腹疼痛等症有效。香附在妇科中为常用药品,尤对肝气郁结所致的月经不调,并伴有乳胀胁痛、腹痛等症最为适宜。《本草纲目》:"香附之气平而不寒,香而能窜,其味多辛能散,微苦能降,微甘能和。生则上行胸膈,外达皮肤,熟则下走肝肾,外彻腰足。"香附得木香则疏滞和中,得沉香则升降诸气,得三棱、莪术则消磨积块,乃气病之总司,女科之主帅也。《本草正义》:"香附,辛味甚烈,香气颇浓,借以气用事,故专治气结为病。"两药为方中之君药。蓬莪茂,即莪术,味苦,辛温,入肝、脾经,破血祛瘀,消积止痛，功效与三棱相仿，所以两药常配合应用。莪术能行气消食积，使气行通畅，则疼痛可解，配合木香，用于饮食过饱，脾胃运化机能失常，以致食积不消，脘腹胀痛。甘松，辛甘温，入脾、胃经，功效理气止痛，开郁醒脾，性温而不热，甘而不滞，其气芳香，能开脾郁，温通行气而止痛。配伍木香常用于气郁胸闷、胃脘疼痛等症。与莪术相配为佐使。炙甘草性甘温，有甘温助脾之功，和中缓急，调和诸药。

丁香散

【组成】

人参半两（19克） 丁香 藿香叶各一分（9克）

【用法】

上件同杵，罗为散，每服一钱（4克），水半盏，煎五七沸，入乳汁少许，去滓，稍热服，不计时候。

【功能】

补气，降逆，止呕。

【主治】

胃虚气逆，呕吐不定，精神羸困，霍乱不安。

【按】

丁香散是一首扶正理气、醒脾和中的方子。方中人参为主，用量较大。人参，甘平，入脾、肺经，大补元气，固脱生津，调中治气，养肺安神，是方中君药。李杲："人参，能补肺中之气，肺气旺则四脏之气皆旺，肺主诸气故也。"仲景以人参为补血者，盖血不自生，须得生阳气之药乃生，阳生则阴长，血乃旺矣。人参与祛邪之药同用，可用于邪未清而正气已虚的病证，以起到扶正祛邪的功效。藿香，辛，微温，气味芳香，入脾、胃、肺经，功能醒脾化湿，和中止呕，故适用于湿阻中焦所致脘闷纳呆、呕吐腹泻的症候。现代研究表明，藿香对胃肠神经有镇静作用，能促进胃液的分泌，增强消化力。其气芳香而不猛烈，温而不燥热，既能散表邪，又能化里湿，鲜品于夏季应用，更具有解暑作用。暑气兼湿，湿性滞腻，藿香芳香化湿而悦脾，所以不仅能解暑湿，尤强于辟恶化浊。在夏令以鲜藿香与鲜佩兰配伍常用于预防中暑，与薄荷、紫苏配伍常用于预防流行性感冒。丁香，温中降逆，温肾助阳，用于胃腹冷痛、呃逆、呕吐等症，故为治胃寒呃逆，呕吐的要药。还能温肾助阳，以治肾虚阳痿、寒滞带下等症。此方丁香、藿香是取其芳香化湿，醒脾和胃，以助人参发挥作用的臣使之药。三药合用，扶正祛邪，降逆和中。

五香散

【组成】

木香　丁香　沉香　乳香　藿香各等分

【用法】

上为粗末，每服三钱（11克），水一盏半，煎至八分，去滓，食后温服。

【功能】

升降诸气，宣利三焦，疏导壅滞，发散邪热。

【主治】

阴阳之气郁结不消，诸热蕴毒，肿痛结核，或似痈疖而非，使人头痛恶心，寒热气急。

【按】

五香散，以五种香配方，是一首理气剂。方中木香气味芳香，行气止痛的功效颇佳，在临床上主要用于脘腹胀痛。丁香温中降逆，温肾助阳。沉香降气调中，暖肾助阳。乳香辛苦温，入心、肝、脾经，能行气活血，具有良好的止痛作用，适用于气血凝滞、瘀阻疼痛的症候。另外乳香在此方中也颇难理解或疑为有误，这从《本草汇言》关于乳香的记述似可证明其缪。该书曰："乳香，活血祛风，舒筋止痛之药也。陈氏发明云，香烈走窜，故入疡科，方用极多。又跌仆斗打，折伤筋骨，又产后气血攻刺，心腹疼痛，恒用此，咸取其香辛走散，散血排脓，通气化滞为专功也。故痈疡可理，折伤可续，产后瘀血留滞可行，瘕块痞积，伏血冷瘕可去矣。性燥气烈，祛风活血，追毒定痛，除痈疡、产后及伤筋骨之外，皆不须用。"藿香，化湿和中，解暑，发表。全方配伍，能够升降诸气，宣利三焦，疏导壅滞，发散邪热。

　　本方主治项下，虽表示可用于"肿痛"结核，或似"痈疽而非"，但从药物组成来看，五味药物均为温燥之品，若用于"诸热蕴毒"似非所宜，临证时不可胶柱此说。

木香槟榔丸

【组成】

郁李仁去皮　皂角去皮，酥炙　半夏曲各二两（75克）　槟榔　枳壳麸炒　木香不见火　杏仁去皮尖，麸炒　青皮去白，各一两（37克）

【用法】

上为细末，别用皂角四两（149克），用浆水一碗，搓揉熬膏，更入熟蜜少许，和丸如梧桐子大，每服五十丸，食后，温生姜汤下。

【功能】

疏导三焦，宽利胸膈，破痰逐饮，快气消食，通润大肠。

【主治】

湿热积滞内蕴，心胸满闷，胁肋膨胀或气实腹痛，便秘。

【按】

木香槟榔丸是理气剂，是一首宽膈快气、消食通润的方子。木香，行气止痛，温中和胃，治中塞气滞，胸腹胀痛，呕吐泄泻，下痢，里急后重，寒疝。《本草纲目》："木香乃三焦气分之药，能升降诸气，诸气郁，皆属于肺，故上焦气滞用之者，乃金郁则泄之也；中气不运，皆属于脾，故中焦气滞宜之者，脾胃喜芳香也；大肠气滞则后重，膀胱气不化则癃淋，肝气郁则为痛，故下焦气滞者宜之，乃塞者通之也。"槟榔，辛苦温，入胃、大肠经，杀虫消积，理气行水，作用广泛，可用于多种肠寄生虫病等。枳壳，苦寒，入肝、胃经，理气消积，泻痰除痞，治泄痢腹痛，常配合木香、槟榔等同用，故此三味为方中之主药。青皮，疏肝破气，散积化滞。在临床应用上，一般认为青皮药性较猛，偏于疏肝破气，消积化滞；凡肝气郁结，胸胁疼痛，乳胀，疝气及食积腹胀等症，当用青皮。半夏，降逆止呕，燥湿化痰，消痞散结，故为脾胃两经的要药。在本方中，青皮、半夏以降逆破气下行为主功，配合多油脂、润肠通下的杏仁、郁李仁合成方中臣佐。关于半夏生用有毒的，生姜、明矾能制其毒，过去有多种制法，现在已简化为法半夏、姜半夏和清半夏三种供应市场。郁李仁能润肠通便，利尿退肿，服郁李仁后，在大便解下前可能有腹部隐痛，应事先告知患者，以免疑惧。皂角，辛温，有小毒，入肺、大肠经，辛散走窜，有强烈的祛痰作用。用于湿痰壅滞，胸闷咳喘，痰多而咳吐不爽者；外用有通关开窍的功能，用于猝然昏迷，口噤不开，以及癫痫痰盛。全方合用，理气宽胸，破痰逐饮，疏导三焦，通利大肠。

快气汤

【组成】

缩砂仁八两（298克）　香附子炒去毛，三十二两（1 193克）　甘草燨，四两（149克）

【用法】

上为细末，每服一钱（4克），用盐汤点下，常服快气美食，温养脾胃。或锉为粗末，入生姜同煎，名小降气汤。

【功能】

疏肝理气，和胃降逆。

【主治】

一切气疾，心腹胀满，胸膈噎塞，噫气吞酸，胃中痰逆呕吐，及宿酒不解，不思饮食。

【按】

快气汤是一首疏肝理气的方子，主治一切气痰。方中缩砂仁辛香性温，入脾、胃、肾经，主要功效化湿醒脾，行气宽中。对于脾胃气滞致胸脘胀满、食欲不振及恶心呕吐等症为常用，还能治妊娠恶阻、胎动不安等症。因本品含有挥发油，故不宜久煎，以免药效减弱，在处方时应注明"后下"。砂仁壳又称春砂壳，性味、功效与砂仁相同，但温性略减，力较薄弱。香附为疏肝理气解郁的要药，经行腹痛，月经不调，香附为必用之品；又如胸胁胀满疼痛，香附亦为常用的药物。

《本草纲目》："香附之气平而不寒，香而能窜，其味多辛能散，微苦能降，微甘能和。生则上行胸膈，外达皮肤，熟则下走肝肾，外彻腰足。炒黑则止血，得童溲浸炒则入血分而补虚，盐水浸炒则入血分而润燥，青盐炒则补肾气，酒浸炒则通经络，醋浸炒则消积聚，姜汁炒则化痰饮。"可见香附之用广矣。甘草，补中益气，泻火解毒，润肺祛痰，缓和药性，缓急止痛。甘草更是一味常用的药物，如炙甘草汤补心气、振心阳，甘草干姜汤温润肺脾，甘桔汤祛痰利咽等，都是用它作为主药。甘草又常作辅助，矫味之用，尤以调和诸药，为本品的特长。所谓调和诸药，也就是能用以缓和其他药物的药性，或使不同性质的药物取得协调的意思。如四逆汤中用甘草以缓和干姜、附子的温热；调胃承气汤中用甘草以缓和大黄、芒硝的攻下等。本品生用，多用以泻火解毒，润肺祛痰；蜜炙用，多用以补中益气；炒用，多用以健脾，也有补气作用。

三药相伍，疏肝理气，和胃降逆，补脾和中，疗一切气疾，使理气不伤正，和胃不碍邪。

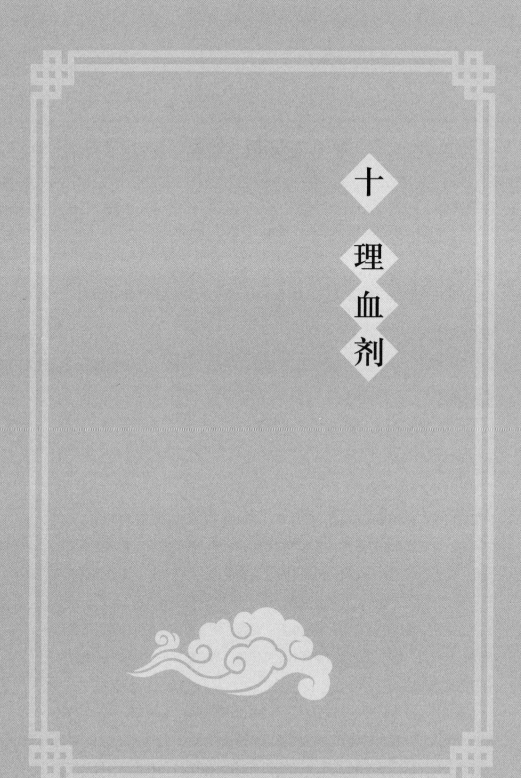

十　理血剂

失笑散

【组成】

蒲黄炒香　五灵脂酒研,淘去沙土,各等分,为末

【用法】

上先用酽醋调二钱（7克）,熬成膏,入水一盏,煎七分,食前热服。

【功能】

祛瘀止痛。

【主治】

产后心腹痛欲死,百药不效,服此顿愈。

【按】

失笑散,就是五灵脂和蒲黄,是一个消瘀止痛的名方。本方所治诸痛,都由瘀血内停,脉道阻滞,血行不畅所致。瘀血阻滞,不通则痛,治当活血祛瘀以止痛。五灵脂要去净砂土。《本草纲目》:蒲黄"生则能行,熟则能止。"这里"炒香"就是取其止血。两药相配,互相促进,作用加强。蒲黄侧重于气分,五灵脂侧重于血分,后者要生的,炒一炒可以,但不能成炭。

五灵脂、蒲黄相须为用,通利血脉,祛瘀止痛。用醋或黄酒冲服,取其活血脉,行药力,化瘀血,以加强活血止痛作用。本方药性平和,祛瘀止痛,并有推陈致新之功。

本方是治疗血瘀作痛的常用方,一切瘀血积滞作痛,如胃痛、痛经等均可应用,尤以肝经血瘀者为宜。本方着重以活血祛瘀为主,行气之力不足,可酌加行气止痛之品,可与金铃子散配合使用。现代有用本方加味治疗心绞痛及宫外孕等病属于瘀血停滞者。

　　笔者用失笑散加味,治疗子宫内膜增生不孕症,效果良好。患者王某,27岁,农民,婚后6年未孕,月经周期40天,经来腹痛,胃寒身冷,小肚子发凉,经色紫黯,夹有少量瘀块,二便如常,舌质淡,苔白,舌下有瘀斑点。子宫内膜病理切片检查,确诊为子宫内膜腺瘤样增生症。治以活血化瘀,暖宫促孕。药用:生蒲黄、五灵脂各30克,肉桂、吴茱萸各20克,三七15克,淫羊藿30克,艾叶30克,桑寄生30克,小茴香15克,当归30克。共研末,每日2次,每日10克,温开水送下。于月经后20日开始服用,药后腹痛明显减轻,经量较前稍多,瘀块减少,小肚温和,以后再配料中加入红参,以补元气,前后共服4个疗程而怀孕。

【集解】

　　《医宗金鉴》:"经云:心主血,脾统血,肝藏血。故产后瘀血停滞,三经皆受其病,以致心腹瘀痛,恶寒发热,神迷眩晕,胸膈满闷。凡兹者,由寒凝不消散,气滞不流行,恶露停留,小腹结痛,迷闷欲绝,非纯用日温破血行血之剂,不能攻逐荡平也。是方用灵脂之甘温走肝,生用则行血,蒲黄辛平入肝,生用则破血,佐酒煎以行其力,庶可直折厥阴之滞,而有推陈致新之功。甘不伤脾,辛能散瘀,不觉诸症悉除,真可以一笑而置之矣。"

铁弹丸

【组成】

乳香别研　没药别研,各一两(37克)　川乌头炮,去皮尖、脐,为末,一两半(56克)
麝香细研,一钱(4克)　五灵脂酒浸,淘去沙石,晒干,四两,为末(149克)

【用法】

上先将乳香、没药于阴凉处细研,次入麝香,次入药末再研,滴水和药,
如弹子大,每服一丸,薄荷酒磨化下,食后、临卧服。

【功能】

通经络,活血脉。

【主治】

卒暴中风,神智昏聩,牙关紧急,目睛直视,手足瘼疭,口面喝斜,涎潮语塞,
筋挛骨痛,瘫痪偏枯,或麻木不仁,或瘙痒无常,应是风疾及打仆伤损、肢节疼痛,
皆治之。

【按】

铁弹丸是一首通经络、活血脉,治疗中风后遗症或肢体麻木不仁的方剂。

中医认为此证之口眼喝斜,知为足太阳、足阳明二经(足阳明经挟口环唇,
足太阳经起于目内眦)风痰壅热,经脉挛急而口眼喝斜,由于脉络瘀阻,筋脉
肌肉失养,故见半身不遂;由于风中经络脏腑,血瘀凝滞,不通则痛,故见筋
挛骨痛,肢体麻木不仁。治宜通经络,活血脉。方中重用五灵脂散瘀止痛,能
通利血脉而消散瘀血,具有良好的止痛功效。乳香、没药辛散温通,活血止痛,
乳没相合,增强了活血止痛的功效。但两药都是味苦气浊,多量内服易致恶心
呕吐,故内服不宜多用,尤以两药合用时每味药的剂量更要小些。川乌温脾胃,

散寒止痛，虽与附子同取于一种植物，但药用部位不同，炮制方法也有不同，在临床应用上亦有差异，一般认为川乌以散寒止痛见长，附子以补火回阳较优。麝香开窍回苏，活血散结，由于气味芳香，善于走窜，具有很好的开窍通闭性能，是一味治疗神识昏迷的要药，许多具有开窍作用的成方中都含有本品。本品虽属温性，但配合清热药，就成为凉开宣窍的方剂，如安宫牛黄丸、至宝丹、紫雪丹等类；配合祛寒药就成为温开宣窍的方剂，如苏合香丸。现在了解本品有兴奋中枢神经系统、呼吸中枢及强心的作用，故常用以作为急救药品，治疗各种热病神昏、中风神昏等病症。因为麝香贵重奇缺，一般多以人工麝香代之。五药相伍，共奏宣闭开窍、温通经脉、活血止痛之效。

对于中风后遗症康复期，属正虚邪实，瘀血阻滞者，笔者常选铁弹丸合补阳还五汤，以蜜制为丸，取其缓中求效，临床观察疗效满意。

【集解】

《本事方释义》：乳香气味辛微温，入手足少阴，没药气味苦平，入足阳明，皆能通瘀血，伸缩经络；五灵脂气味甘温，能通瘀行血，入足厥阴，川乌气味辛热，入足太阳少阴，风邪入骨者，非此不能达；再佐以麝香之走窜入窍，盖瘫痪之症，五脏无病，病在脉络，四肢麻痹不仁，表里之药俱不能却，非有毒通瘀辛香入络之品，不能直入病处。峻利之药而用丸剂者，亦缓攻之意也。

导滞散

【组成】

当归　大黄

【用法】

上等分，炒为末，每二钱（7克）温酒调下，不拘时候。

【功能】

活血通瘀。

【主治】

治重物压迫，或从高坠下，作热五内，吐血，下血，出不禁止，或瘀血在内，胸腹胀满，喘粗气短。

【按】

导滞散是一首补血逐瘀的方剂。方中当归，味甘辛温，入心、肝、脾经，既能补血，又能活血，故有和血的功效，为治血病的要药。因它常于调经，尤为妇科所重视，凡妇女月经不调，血虚经闭、胎产诸症，为常用的药品。外科亦多应用，对肿疡期的散瘀消肿，溃疡期的养血生肌，都有着良好的疗效。此外，当归甘温而润，辛香善于行走，又可与理气药配合，用治气滞血瘀的证候，与祛风湿药配合，用治风湿痹痛。临床用药还应讲求炮制，土炒当归则用于血虚兼大便溏软者。《本草正》："当归，其味甘而重，故专能补血，其气轻而辛，故又能行血，补中有动，行中有补，诚血中之气药，亦血中之圣药也。"大黄又称"川军""锦纹"，性寒苦泻，是一味泻火、破积、行瘀的要药，使用少量，又有健胃作用，在临床上应用较为广泛，可随配伍的不同而发挥它的所长。大黄泻下通便，清除积滞，故可用于大便不通及积滞泻痢，里急后重、溏而不爽等症；大黄泻下泄热，有泻血分实热的功效，故又能用治血热妄行、吐血、衄血，以及目赤肿痛、热毒疮疖等属于血分实热壅滞者。《本草正义》："大黄，迅速善走，直达下焦，深入血分，无坚不破，荡涤积垢，有犁庭扫穴之功。生用者其力全，迅如走丸，一过不留，除邪而不伤正气；制过者其力已缓，颇难速效。东垣谓治在上者，非酒不至，必用酒浸，引上至高之分，驱热而下，未免矫揉造作，用违其长。但久制者，可从小便以导湿热，惟清宁丸能有此功，而寻常之酒制军，非其伦比。"

两药相伍，养血活血又补血，祛邪不伤正，扶正不碍邪，是较好的活血通瘀剂。

芎䓖汤

【组成】

当归去芦，洗，焙 芎䓖各等分

【用法】

上粗散，每服三钱（11克），水一盏半，煎至一盏，去渣，稍热服，不拘时。

【功能】

养血活血。

【主治】

产后去血过多，运闷不省，及伤胎去血多，崩中去血多，金疮去血多，拔牙齿，去血多，不止，悬虚、心烦眩运，头重目暗，耳聋满塞，举头欲倒，并皆治之。

【按】

芎䓖散，又名佛手散，即四物汤去熟地、白芍，是一首养血活血的方子。当归补血调经，活血止痛，兼以润肠通便。与黄芪、党参配伍，用治血虚体弱。治月经不调，经行愆期或过少，常与熟地、白芍、川芎等配伍；治经行腹痛，常与香附、延胡索等同用；治经闭不通，可与桃仁、红花等配伍；治崩漏，可与阿胶、地黄、艾叶等同用。治损伤瘀痛，可与红花、桃仁、落得打等品配伍；用治痈肿瘀滞疼痛，在肿疡期可与银花、连翘、丹皮、赤芍、甘草等配伍；在溃疡期如气血两虚者可与黄芪、熟地、党参等配伍；如气血不和而有僵块未消，排脓未尽者可合黄芪、银花、甘草、乳香同用；治产后瘀滞腹痛，可与益母草、川芎、桃仁等配伍；治风湿痹痛，可与羌活、独活、防风、秦艽等配伍；用于经络不利、筋骨痹痛，可与桂枝、白芍、鸡血藤等同用。此外，本品兼能润肠通便，可用于血虚肠燥便秘，常与肉苁蓉、生首乌等配伍。

"芎䓖"产于四川者良，故习称川芎，既能活血祛瘀，又能行气止痛。对瘀血阻滞，血行不畅所致的月经病、产后瘀阻，常配合当归、芍药等同用；对跌打损伤，可配合泽兰、落 得打、桃仁、红花等同用；疮疡肿痛，可配合白芷、赤芍等 同用；对风湿痹痛，常配合羌活、独活、当归等同用。川芎辛香善升，能上行头目巅顶，并有祛风止痛作用。在临床上，本品可与荆芥、防风、羌活等同用治风寒感冒头痛；与菊花、僵蚕等配伍，治风热头痛；与白芷、细辛等配伍，治偏正头痛。临床上用本品治疗冠心病心绞痛，常与活血祛瘀、行气止痛药如红花、赤芍、丹参、郁金、降香等同用。本品辛温升散，对阴虚火旺、肝阳上亢所引起的头痛及月经过多等症，不宜使用。

芎䓖汤仅两味药配伍，共奏活血祛瘀、养血调经之效，临床多以复方配用。

宋代许叔微的《普济本事方》有佛手散，药物组成相同，但用量不同。方用当归六两、川芎四两，研粗末，每服二钱。治妇人妊孕五七月，因事筑磕着胎，或子死腹中，恶露下，疼痛不止，口噤欲绝。现代用于伤胎漏血、难产及胞衣不下等症有效。

黑神散

【组成】

黑豆炒半升，去皮（65克）　熟干地黄酒浸　当归去芦，酒制　肉桂去粗皮　干姜炮　芍药　甘草炙　蒲黄各四两（149克）

【用法】

上为细末，每服2钱（7克），酒半盏，童子小便半盏，同煎调下，急患不拘时候，连进二服。

【功能】

和血行滞。

【主治】

妇人产后恶露不尽，胞衣不下，攻冲心胸痞痛，或脐腹坚胀撮痛，及血晕神昏，眼黑口噤，产后瘀血诸疾，并皆治之。

【按】

黑神散是一首理血和血，治疗产后诸病的方子。方中熟地黄，甘，微温，入心、肝、肾经。主要功效补血滋阴，益肾、养肝。地黄一物，在临床应用上根据炮制情况不同，有下列三种：新鲜的叫鲜地黄，古称生地黄；现市场上大都是如手指粗而未长大者，长大而晒干者叫生地，古称干地黄；用生地加工蒸熟后叫熟地黄，简称熟地。鲜生地长于清热凉血；生地黄长于凉血滋阴；熟地则专用于滋阴补肾，性温而滋腻，易于助湿碍胃，故脾胃虚弱、湿阻胸闷、食少便溏等症不宜应用。如果血虚肝肾不足而有脾胃消化不良等症，应用熟地时可与理气健胃的药品如陈皮、砂仁等配伍同用，能减少它滋腻碍胃之性。熟地还可炒炭应用（熟地炭），用于治疗崩漏等出血病症。

　　当归补血调经，活血止痛，与熟地相伍，增强了补血作用；与白芍相伍则养肝，白芍偏于养阴，其性静而主守，当归补血偏于温阳，其性动而主走，归芍相伍，加强了养血和血之效。当归、熟地均用酒制，加强了活血通经的作用。与芍药相配为方中君药。肉桂温中补阳，散寒止痛，干姜温中回阳，炮制为黑姜，已无辛热作用，两药相伍，加强了温经止血的功能而为臣。蒲黄，收敛止血，活血祛瘀。蒲黄一药，功专消瘀，与童子便合用为方中之佐药。在《本经》上说它"利小便，止血，消瘀血"。这说明古代已认识到蒲黄既有止血的作用，又有活血祛瘀的功效。但是没有明确指出它生用行血、炒用止血。至宋代《大明本草》上始有"破血消肿者，生用之，补血止血者须炒用"的记载。明代《本草纲目》也有同样叙述。因此，流传下来一般认为蒲黄生用性滑，行血消肿；炒黑性涩，功专止血。根据临床实践体会及近人报道，生蒲黄也具有一定止血作用，不论入汤剂煎服或用粉剂吞服，都可用以止血，并有收缩子宫的作用，故孕妇忌服，临床可用于产后子宫收缩不良，出血不止的病症。方中甘草炙用，以补中益气，调和诸药，有矫味之用。本方用炒黑豆者，取其性味甘平，入肝、肾，以养血平肝，兼有清热除烦之效，增强了归、地、芍、草的补血益气作用。在煎服法上，共为细末，以酒和童便为引送服。酒，甘苦辛温，入心、肝、肺、胃经，能通血脉，御寒气，行药势，少饮则和血行气，壮神御寒。童便，即儿童的小便，性味咸凉，入肺、肝、肾经，主要功效滋阴降火，止血消瘀。《本草衍义》："人尿须童男者，产后温一杯饮，压下败血恶物，有饮过七日者，过多，恐久远血脏寒，令人发带病，人亦不觉。气血虚无热者，尤不宜多服。此亦性寒，故热劳方中亦用。"方中以热酒童便送服，共奏温经活血、止血消瘀、和血行滞之效，产后诸疾，用之有效。

红花当归散

【组成】

刘寄奴草五两（186克）　当归去芦　牛膝酒浸　甘草炙　紫葳　红花　苏木一本作莪茂,各二两（75克）　赤芍药九两（363克）　肉桂去粗皮　白芷各一两半（56克）

【用法】

上为细末,每服三钱（11克）,热酒调下,空心、临卧各一服;若血久不行,浓煎红花酒调下。有孕不可服。

【功能】

活血化瘀,通经止痛。

【主治】

妇人血脏虚竭,或积瘀血,经候不行;或断续不定,时作腹痛,腰胯疼重,攻刺小腹紧硬,室女月经不通,并宜服之。

【按】

红花当归散,是一首活血化瘀、调经止痛的方子。方中刘寄奴草,处方名刘寄奴,苦温,入心、脾经。本品苦能降泄,温能通行,善于破血消胀,对经闭不通、产后瘀阻及损伤瘀滞作痛等症,常与当归、玄胡索等配合应用。孕妇忌用。《本草经疏》:"刘寄奴草,其味苦,其性温,揉之有香气,故应兼辛。苦能降下,辛温通行,血得热则行,专走血分,味苦归心,而温暖之性,又与脾部相宜,故两入。盖心主血,脾裹血,所以专疗血症也。"红花活血祛瘀,通经止痛;苏木有行血祛瘀的功效,对血滞经闭、产后瘀阻,常与当归、赤芍、红花等配合应用,治跌打损伤、瘀滞伤痛,常配伍乳香、没药、血竭、自然铜等。《本草求真》:"苏木,功用有类红花,少用则能和血,多用则能破血。

但红花性微温和，此则性微寒凉也，故凡病因表里风起，而致血滞不行，暨产后血晕胀满以（欲）死，及血痛、血瘕、经闭气壅、痛肿、跌打损伤等症，皆宜相症合以他药调治。"赤芍，清热凉血，活血散瘀，增强寄奴、苏木、当归、红花的活血化瘀功用。肉桂，温中补阳，散寒止痛，加强了活血药化瘀止痛的作用。白芷，辛温，入肺、胃经，功能祛风解表，止痛，消肿排脓，燥湿止带。白芷用量较轻，其味芳香通窍，有助于活血药散瘀止痛。牛膝，活血祛瘀，通经，补肝肾、强筋骨，还可引药下行。紫葳，现名凌霄花，其味辛，微寒，入肝、心包经，功能破瘀通经，凉血祛风。据《本草纲目》记述，凌霄的茎叶及根，与花的功效相同。但现在临床上除用凌霄花外，一般不用茎叶与根，药店中也只供应凌霄花，为了扩大药源，上述文献记载，值得我们重视与研究。

本品能破血通经，故孕妇忌服。

全方由十味药组成，理血化瘀药占七味，炙甘草的补中益气，肉桂的温中散寒，白芷的消肿止痛，配伍理血药，增强了活血化瘀、通经止痛的功效。

当归养血丸

【组成】

当归　牡丹皮　赤芍药　延胡索各二两，炒（75克）　肉桂一两（37克）

【用法】

上为细末，蜜丸如梧桐子大，温酒、米饮下三十丸，食前温服。痛甚，细嚼咽下。

【功能】

活血止痛。

【主治】

产后恶血不散，发歇疼痛，及恶露不快，脐腹坚胀，兼室女经候不匀，赤白带下，心腹腰脚疼痛。

【按】

当归养血丸，属理血剂，是一首活血止痛的方子。方中当归补血调经，活血止痛。赤芍药能清血分实热，散瘀血留滞。丹皮善清血热，而又活血，因而有凉血散瘀的功效，使血流畅而不留瘀，血热清而不妄行，故对血热炽盛，肝肾火旺及瘀血阻滞等证，都恃为要药。丹皮与赤芍相近，故常相须为用。但赤芍用于血分实热，以活血散瘀见长；而丹皮清热凉血的作用较佳，既能清血分实热，又能治阴虚发热。延胡索，辛苦温，入肝、脾经，主要功能活血，利气，止痛。本品的止痛作用较乳香、没药、五灵脂为强。在临床应用上配以川楝子，用于气滞血瘀之脘腹疼痛；配以小茴香，用于疝气痛；配以当归、川芎、香附等，用于痛经；配以瓜蒌、薤白、郁金、丹参等，用于胸痹；配以当归、川芎、桂枝、赤芍等，用于四肢血滞疼痛；配以当归、川芎、桃仁、落得打等，用于跌打伤痛。肉桂，温中补阳，散寒止痛，增强了活血、散瘀止痛的效果。全方配伍，当归、赤芍、丹皮养血活血为君，延胡索、肉桂温阳定痛为辅，共奏活血止痛之效。

交感地黄煎丸

【组成】

生地黄净洗，研，以布裂汁留渣，以生姜汁炒地黄渣，以地黄汗炒，生姜渣，各至干，堪为末为度　生姜净洗，烂研，以布裂汁留渣，各二斤（1 192 克）　延胡索拌糯米，炒赤，去米　当归去苗　琥珀别研，各一两（37 克）　蒲黄炒香四两（149 克）

【用法】

上为末，蜜丸弹子大，当归汤化下一丸，食前服。

【功能】

活血，调经，止痛。

【主治】

妇人产前、产后，眼见黑花，或即发狂，如见鬼状，胞衣不下，失音不语，心腹胀满，水谷不化，口干烦渴，寒热往来，口内生疮，咽中肿痛，心虚怔悸，夜不得眠，产后中风，角弓反张，面赤，牙关紧急。崩中下血如豚肝状，脐腹疠痛，血多血少，结为癥瘕，恍惚昏迷，四肢肿满，产前胎不安，产后血刺痛，皆治之。

【按】

交感地黄煎丸是一首养血调经、通络止痛的方子，用于妇人产前、产后诸症。方中生地黄，清热凉血，生津止渴，适用于热病发斑疹，身热舌绛，或热病伤阴，低热不退，舌红、口干、唇燥，以及血热妄行等症，一般用量为 10 克至 30 克。方中生地黄，取生姜汁炒制，以缓解其寒凉之性而凉血不滞血，与活血止痛药相伍，增强了理血活血调经之效。延胡索，活血、利气、止痛，用于胸腹诸痛，痛经，疝痛，跌打伤痛，以及四肢血滞疼痛等症。当归，既能补血，又能活血，故有和血的功效，为治血病的要药。因它长于调经，尤为妇科所重视，凡妇女月经不调、血虚经闭、胎产诸症，为常用的药品。外科亦多应用，对肿疡期的散瘀消肿，溃疡期的养血生肌，都有着良好的疗效。此外，当归甘温而润，辛香善于行走，又可与理气药配合，用治气滞血瘀的症候；与祛风湿药配伍，用治风湿痹痛。琥珀，镇惊安神，利水通淋，活血化瘀，对经闭不通，癥瘕疼痛等症，可与三棱、没药、延胡索、大黄等配伍应用。炒蒲黄，收敛止血，活血祛瘀，《本草汇言》："蒲黄，性凉而利，能洁膀胱之源，清小肠之气，故小便不通，前人所必用也。至于治血之方，血之上者可清，血之下者可利，血之滞者可行，血之行者可止。凡生用则性凉，行血而兼消；炒用则味涩，调血而且止也。"对于失血久者，炒用之以助补脾之药，摄血归源，使不妄行，由于蒲黄专入血分，以清香之气，兼行气分，故能导瘀结而治气血凝滞之痛。

　　本方中生地黄本性寒凉，但经用生姜炮制缓解其寒凉之性而不滞血，合当归、延胡索、蒲黄养血活血而定痛为君，琥珀活血而又能安神定惊，当为使药，全方六药相伍，共奏清热凉血、活血调经、散瘀止痛之效，是妇人产前、产后诸疾的常用基础方。

槐角丸

【组成】

槐角去枝梗，炒，一斤（596克）　地榆　黄芩　当归酒浸一宿，焙　防风去芦

枳壳去瓤，麸炒，各半斤（298克）

【用法】

上为末，酒糊丸如梧桐子大，每服三十丸，米饮下，不拘时候。

【功能】

清肠止血，疏风行气。

【主治】

五种肠风泻血：粪前有血名外痔，粪后有血名内痔，大肠不收名脱肛，谷道四面胬肉如奶名举痔，头上有孔名瘘，并皆治之，此药治肠风疮内小虫，里急下败血，止痒痛，消肿聚，驱湿毒，久服永除病根。

【按】

槐角丸，清肠疏风，凉血止血，功专下部出血，主治痔疮肿痛，肠风下血。方中槐角，苦微寒，入肝、大肠经。功效凉血止血，主要用于出血属血热的病症。《本经逢原》："槐者，益肾清火，与黄柏同类异治。盖黄柏专滋肾经血燥，此则专滋肾家津枯。观《本经》主治，皆脾胃有热，阴津不足之病。下焦痔瘘肠风，风热便血，年久不止者，用此一味熬膏，炼蜜收服。"地榆，凉血止血，泻火敛疮，性寒而降，泻火解毒。前人说："古者断下多用之。"所以用治一切血症，而以下焦血热如肠风下血、血痢、崩漏等症为主。过去一般用治便血，多用地榆炒炭。近年来经临床实践，体会到用生地榆治便血，也有一定的效果。在必要时剂量可用15克至30克，煎服。地榆、槐角相伍、相须

为用，增强凉血止血的功效。与补血活血的当归合用乃成本方之君药，方中用酒制当归，则有加强活血的作用。防风，祛风解表，胜湿解痉，止泻止血，前人认为，防风能升脾阳，可用于脾虚泻泄。根据临床体会，防风炒用可减弱它祛风的力量，确有止泻止血功效。防风炒炭，又可用于崩漏而血色清淡者，与温经止血的炮姜相比，则功用相似而力较逊。黄芩，清热燥湿，泻火解毒，泻上焦肺火，与防风伍用除肠中湿热为佐。枳壳破气消积，泻痰除痞，以行气宽中除胀为使。全方相伍，清肠止血，疏风行气，用治五种肠风下血。

蒲黄散

【组成】

干荷叶炙　牡丹皮　延胡索　生干地黄　甘草炙，各三分（27克）　蒲黄生，二两（75克）

【用法】

上为粗末，每服二钱（7克），水一盏，入蜜少许，同煎至七分，去渣温服，不拘时候。

【功能】

滋阴清热，凉血止血。

【主治】

产后恶露不快，血上抢心，烦闷满急，昏迷不省，或狂言妄语，气喘欲绝。

【按】

本方是一首凉血止血的方子，主治产后恶露不尽诸症。方中荷叶，微苦性平，其气清芳，解暑清热，升发清阳，临床常与鲜藿香、鲜佩兰、西瓜翠衣等配伍应用，以治疗感受暑热见头胀胸闷、口渴、小便短赤等症。荷叶既能清热解暑，又能升发脾阳，对暑热泄泻，常与白术、扁豆等配伍应用。荷叶炙后善于止血，与凉血止血药相伍，增强止血效果。《医林纂要》："荷叶功略同于藕及莲心，而多入肝分，平热、祛湿，以行清气，以青入肝也。然苦涩之味，实以泻心肝而清金固水，故能祛瘀，保精，除妄热，平气血也。"牡丹皮，清热凉血，活血散瘀，因而有凉血散瘀的功效，使血流畅而不留瘀，血热清而不妄行。故对血热极盛，肝肾火旺及瘀血阻滞等证，都特为要药。本品配鲜生地，能清热凉血；配大生地，则滋肾泻火；配山栀，则清肝泄热；配赤芍、桃仁，则活血散瘀；配侧柏叶、鲜茅根，则凉血止血。生干地黄，气清质润，性味甘寒，功专滋阴凉血而止血，与荷叶、丹皮配伍为君；蒲黄用量较大，有凉血行血而不留瘀之能为臣；延胡索功能活血利气而止痛，凡气血瘀滞所致的胸腹诸痛及四肢疼痛等，都可应用，当为佐药；炙甘草补中益气，泻火解毒，以调和诸药性，而且有缓急止痛之效。

全方六味药相伍，共奏滋阴清热、凉血止血之效，临床用于吐血、衄血、崩漏、便血及产后血晕诸症。值得注意的是，一般认为产后宜温，而本方其药性寒凉，用于临床时应细加辨识，以免误用。笔者认为此证可能仅适用于产蓐感染一类的热证。

漏芦散

【组成】

漏芦二两半（93克）　瓜蒌十个，急火烧焦存性　蛇蜕十条，炙

【用法】

上为细散，每服二钱（7克），温酒调服，不拘时，良久吃热羹汤助之。

【功能】

通经下乳。

【主治】

乳妇气脉壅塞，乳汁不行，及经络凝滞，乳内胀痛，留蓄邪毒，或作痈肿，此药服之，自然内消，乳汁通行。

【按】

本方是一首通经下乳方，用于妇人产后气脉壅塞乳汁不行。方中漏芦，苦寒，入胃经，苦寒有清热解毒消痈的功效，对于疮痈初起红肿疼痛，常与连翘、大黄等配合应用；对于乳房红肿疼痛欲成痈肿者，常与瓜蒌、蒲公英、贝母等配合应用；与通草、王不留行等配伍，又可用于乳汁不下。《本草经疏》："漏芦，苦能下泄，咸能软坚，寒能除热，寒而通利之药也。故主皮肤热，恶疮疽痔，湿痹，不乳汁。"瓜蒌，原植物称为栝楼，始载于《本经》。在古代使用时本不分皮、仁，以整个果实使用，如汉代《伤寒论》《金匮要略》两书称为栝楼实，都以枚计。后世始分瓜蒌果实的果皮为瓜蒌皮，专主清肺化痰，宽中利气，适用于痰热咳嗽，胸痹胁痛等症；瓜蒌的种子叫瓜蒌仁，偏主润燥滑肠，适用于肠燥便秘。皮仁合用，称全瓜蒌，则上清肺胃之热而化痰散结，下润大肠之燥而滑肠通便。蛇蜕，即蛇脱下的皮膜，性味咸甘平，取其通经活络，以

宣通乳眼而下奶。

漏芦散，作为一首通经下乳的方子，三味药配伍作用比较缓和。通过临床观察，本方对于产后乳汁不行、乳眼不通，而致乳房红肿胀痛者，用之为好。笔者常以通草、漏芦、王不留、炮甲珠、六路通、当归、丝瓜络、川芎等组方，产妇连服 3 剂，常能获效。

猪蹄汤

【组成】

猪蹄一只　通草五两（186克）

【用法】

上将猪蹄洗净，依食法事治，次用水一斗（6 600毫升），同通草浸煮，得四五升（2 600~3 300毫升），取汁饮，如乳不下，再服之为妙。

【功能】

通经下乳。

【主治】

奶妇气少血衰，脉涩不行，绝无乳汁。

【按】

猪蹄汤是一首通经下乳的常用方，临床效果良好。猪蹄为猪科动物猪的蹄足，其味甘咸、平，入胃经，功能补血、通乳、托疮。治妇人乳少，痈疽，疮毒。《别录》："主伤挞诸败疮，下乳汁。"《随息居饮食谱》："填肾精而健腰脚，滋胃液以滑皮肤，长肌肉可愈漏疡，助血脉能充乳汁，较肉尤补。"唐代《千金方》有治乳无汁的记载，取母猪蹄一具，粗切，以水二斗煮熟，得五六升汁饮之，不出更作。所以猪蹄下乳，民间流传很广，基本上人人皆知，凡产后少乳者都用此法。通草，甘、淡、寒，入肺、胃经。《本草纲目》："通草，色白而气寒，味淡而体轻，故入太阴肺经，引热下降而利小便；入阳明胃经，通气上达而下乳汁；其气寒，降也，其味淡，升也。"通草，原名通脱木，始载于宋代《图经本草》，本品色白质轻如纸，淡渗清降，为滑利通导的药品。它的功效与木通相似，但利水清热的作用，则不及木通。通草与木通有混乱现象，一般认为古之通草即今之木通。据考，《神农本草经》的通草即今之木通，即唐朝以前古本草的通草，实为今之木通科木通。现今之通草，原植物为五加科通脱木的茎髓，质轻色白如纸，鉴于本品质地很轻，本方用五两，似过多了。

本方的用法项下，用水一斗的斗，似有误，待考。

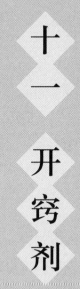

十一　开窍剂

至宝丹

【组成】

生乌犀屑研　朱砂研，飞　雄黄研，飞　生玳瑁屑研　琥珀研，各一两（37克）
麝香研　龙脑研，各一分（9克）　金箔半入药，半为衣　银箔研，各五十片　牛黄研，
半两（19克）　安息香一两半（56克），为末，以无灰酒搜澄正过滤去沙土，约得净数一两，
慢火熬成膏

【用法】

上将生犀、玳瑁为细末，入余药研匀，将安息香膏重汤煮凝成后，入诸药
中和搜成剂，盛不津器中，并旋丸如桐子大，用人参汤化下三丸至五丸。又疗
小儿诸痫，急惊心热，卒中客忤，不得眠睡，烦躁，风涎抽搐。每二岁儿服二
丸，人参汤化下。

【功能】

清热开窍，化浊解毒。

【主治】

疗卒中急风不语，中恶气绝，中诸物毒、暗风，中热疫毒，阴阳二毒，山岚瘴气毒，
蛊毒水毒；产后血晕，口鼻出血，恶血攻心，烦躁气喘，吐逆，难产闷难（一本作
乱），死胎不下。已上诸疾，并用童子小便一合（66毫升），生姜自然汁三五滴，
入于小便内温过，化下三丸至五丸，神效。又疗心肺积热，浮热呕吐，邪气攻心，
大肠风秘，神魂恍惚，头目昏眩，睡眠不安，唇口干燥，伤寒狂语，并皆疗之。

【按】

本方用犀角、牛黄、玳瑁清热解毒，龙脑、麝香、安息香芳香开窍，朱砂、
琥珀、金箔、银箔镇心安神，雄黄祛痰解毒。从其组成来看，亦属清热解毒与

开窍安神之药同用的方剂，但总的功用，是以开窍安神为主，兼以清热解毒。

中暑、中恶、中风以及温病病情之由于痰热亢盛，扰及心包神昏内闭者，可用本方从里透表，达邪外出，以开窍安神，清热解毒。王晋三尝说："热入心包络，舌绛神昏者，以此丹入寒凉药中用之，能祛阴起阳，立展神明。"小儿惊厥用此，机理相同。但中风昏厥，因水亏木旺，肝阳上亢所致；温病后期神昏发痉，因阴虚液涸，内风鸱张引起，均不宜使用本方。因方中芳香之品，虽善于开窍，却有耗阴劫液之弊，不适用阳盛阴虚之证；即使必须用此，亦当善为配伍，用其所长，制其弊短。孕妇慎用。

此丹古人采用人参汤化服方法，是有深意的。在病情复杂，正气危殆之际，借助人参益气养心之力，与辛香开窍药同用，对启复神明，扶正祛邪，极著功效。

此丹与安宫牛黄丸，同属清热开窍之剂，但本方以辛香开窍作用为优，寒凉清热之力则逊。

现代资料表明，用治锑剂心肌中毒所出现的神昏谵语，烦躁，抽搐，口张，目暝，面潮红，呕恶，脉弦数或沉数无力，或兼结代脉，剧发时呼吸、脉搏心跳暂停，病势凶险，危在顷刻，服之获得良好效果，可见除醒脑之外，还有强心作用。

本方与安宫牛黄丸、紫雪合称"三宝"，是凉开法中的常用代表方剂。吴瑭说："大抵安宫牛黄丸最凉，紫雪次之，至宝又次之。"从三方功用分析，各有所长，安宫牛黄丸长于清热解毒，紫雪长于镇痉，至宝丹又长于芳香开窍。总之，三方主治，功用略同，临床可辨证使用，亦可交替应用或结合使用。

【集解】

《古方选注》王晋三：此治心脏神昏，从表透里之方也。犀角、牛黄、玳瑁、琥珀以有灵之品内通心窍，朱砂、雄黄、金银箔以重坠之药安镇心神，佐以龙脑、麝香、安息香，搜剔幽隐诸窍……故热入心包络，舌绛神昏者，以此丹入寒凉汤药中用之，能祛阴起阳，力展神明，有非他药之可及。若病起头痛而后神昏不语者，此肝虚魂升于顶，当用牡蛎救逆以降之，又非至宝丹所能苏也。

紫雪

【组成】

黄金一百两（3 728 克）　石膏　寒水石　滑石

以上四味各三斤（1 788 克）※捣碎，水一斛（33 000 毫升），煮至四斗（26 400 毫升），去滓入下项。

犀角屑　羚羊角屑　青木香捣碎　沉香捣碎，各五两（186 克）　玄参洗、焙、捣碎（37 克）　升麻各一斤（596 克）　甘草锉、炒，八两（298 克）　丁香一两，捣碎（37 克）

以上八味，入前药汁中再煎，取一斗五升（9 900 毫升），去滓，入下项。

朴硝精者，十斤（5 965 克）　硝石四升（805 克），如阙，芒硝亦得，每升重七两七钱半（289 克）

以上二味入前药汁中，微火上煎，柳木篦搅，不住手，候有七升，投入木盆中，半日欲凝，入下项。

麝香当门子一两二钱半（46 克），研　朱砂飞研，三两（112 克）

以上二味，入前药中，搅调令匀，寒之二日。

【用法】

上件药成霜雪紫色，每服一钱（4 克）或二钱（7 克），用冷水调下，大人、小儿临时以意加减，食后服。

【功能】

清热开窍，镇痉安神。

※ 原书如此。

【主治】

疗脚气，毒遍内外，烦热不解，口中生疮，狂易叫走，瘴疫毒疠，卒死温疟，五尸五疰，心腹诸疾，疠刺切痛，及解诸热药毒发，邪热卒黄等。并解蛊毒鬼魅，野道热毒。又治小儿惊痫百病。

【按】

本方为凉开法的主要方剂，针对高热、神昏、狂躁、惊厥而设。为温热病发展过程中，邪热炽盛，内陷心包所致。邪热内陷，扰乱心神，则见神昏谵语，烦躁不安，温邪热毒充斥内外，以致高热，尿赤便闭；热盛动风，故见痉厥；热盛津伤，故口渴唇焦。治宜清热开窍为主，配合镇痉安神。方中石膏、寒水石、滑石甘寒清热；玄参、升麻、甘草清热解毒，玄参并能养阴生津，甘草兼能和胃安中；犀角清心解毒；麝香、青木香、丁香、沉香行气开窍。以上清热与开窍二组药物，是方中的主要部分。其中清热药选用甘寒清热之品，而不用苦寒清热，以避免苦燥伤津，对热盛津伤的痉厥之证，寓有深意。配伍羚羊角清肝息风以解痉厥；朱砂、磁石、黄金重镇安神，加强除烦之效。更用朴硝、硝石泄热散结，釜底抽薪，虽为方中的辅助部分，但不可少。故张山雷谓："凡气火甚盛有升无降诸证，尤为相宜。"诸药合用，犹如大兵团作战，协力合围；亦似交响乐，百器齐鸣，共奏清热开窍，息风镇痉之效。

关于方中青木香，即马兜铃的根，性味苦微辛寒，功能顺气止痛、解毒、消食、降血压、祛风湿。与广木香有别。

硝石，为天然硝酸钾经加工而成的结晶体。别名为银硝、火硝，性味辛苦微咸温，功能破结软坚，古代硝石与芒硝常混淆，应注意，与芒硝区别。

本方泄热镇痉较优。临床上治疗麻疹并发肺炎、脑炎，病邪深入血分者，用活血解毒剂配合紫雪0.9~1.2克，分2次化服，有一定疗效。流行性乙型脑炎、流行性脑脊髓膜炎，各种热性感染性疾患引起的败血症，以及小儿高热引起的惊厥，与中医的暑温、暑风、暑厥、暑痉相类，因此可按温病的治疗原则辨证选方。当热入心包，神昏谵语，舌苔焦黄，手足抽搐，角弓反张，或兼痰热壅闭，脉络不通之际，可用至宝丹、紫雪等。

【集解】

1.《医方集解》：此手足少阴、足厥阴、阳明药也。寒水石、石膏、滑石、硝石以泻诸经之火，而兼利水为君；磁石、玄参以滋肾水，而兼补阴为臣；犀角、羚羊角以清心宁肝；升麻、甘草以升阳解毒；沉香、木香、丁香以温胃调气；麝香以透骨通窍，丹砂、黄金以镇惊安魂，泻心肝之热为佐使。诸药用气，消毒用质者，以其水卤结成，性峻而易消，以泻火而散结也。

2.《新医学》（1976，7：444）：本方针对高热、神昏、狂躁、惊厥等四大热闭症状而设，主旨于清热开窍。方中以石膏、寒水石、滑石泻火退热而又甘寒生津，佐以玄参、升麻、炙甘草养阴透阳解毒；羚羊角退热息风，佐以滑石、芒硝泄散热邪；又以麝香开窍，佐以丁香、沉香等行气宣通。总的来看，全方药物类似于繁杂，但主次仍属分明，以生津助泻火（针对热盛伤津），升散泄热助解毒（针对热毒郁结），重镇安神助息风（针对狂躁谵语），宣通行气助开窍（针对神志昏迷），结构仍属严谨，各药作用的目的最终是一致的。

苏合香丸

【组成】

白术 青木香 乌犀屑 香附子炒，去毛 朱砂研，水飞 诃黎勒煨，去皮 白檀香 安息香别为末，用无灰酒一升熬膏 沉香 麝香研 丁香 荜茇各二两（75克） 龙脑研 苏合香油入安息香膏内，各一两（37克） 熏陆香别研，一两（37克），本方去龙脑，名曰麝香苏合香丸

【用法】

上为细末，入研药匀，用安息膏并炼白蜜和剂，旋丸如梧桐子大，早朝取井华水，温冷任意，化服四丸，老人、小儿可服一丸，温酒化服亦得，并空心服之。用蜡纸裹·丸如弹了大，绯绢袋盛，当心带之，切邪神不敢近。

【功能】

芳香开窍，行气止痛。

【主治】

传尸骨蒸，痃癖肺痿，疰忤鬼气，卒心痛，霍乱吐利，时气鬼魅瘴疟，赤白暴利，瘀血月闭，痃癖丁肿惊痫，鬼忤中人，小儿吐乳，大人狐狸等病。

【按】

苏合香丸，主治中风、中气或感受时行瘴疠之气。突然昏倒，牙关紧闭，不省人事，或中寒气闭，心腹猝痛，甚则昏厥，或痰壅气阻，突然昏倒。

上述诸症，多因寒邪或痰浊，气郁闭阻，蒙蔽神明所致，属于寒闭之证。闭者宜开，故治以芳香开窍为主；对于寒邪及气郁、痰浊，须配合散寒、理气、化浊之品，以为辅助。方中用苏合香、麝香、冰片、安息香等芳香开窍药为君。配伍青木香、白檀香、沉香、乳香、丁香、香附为臣，以行气解郁，散寒化浊，并能解除脏腑气血之郁滞。佐以荜茇，配合上述十种香药，增强散寒、止痛、

开郁的作用，又取犀角解毒，朱砂镇心安神。白术补气健脾，燥湿化浊。煨诃子收涩敛气，与诸香药配伍，可以补气收敛，防止辛香太过，耗散正气。总之，本方配伍的特点是以芳香开窍药为主，配伍大量辛香行气之品，是治寒闭证的常用代表方剂。同时，由于本方具有显著的行气止痛功效，因此又是治疗心腹疼痛属于气滞的有效方剂。

本方在《外台秘要》卷十三引《广济方》名吃力伽丸（吃力伽即白术），方中药物组成、功效、主治完全相同。方以白术命名，提示开窍行气之方，不忘补气扶正之意。

苏合香丸集中多种辛香之药，能开窍醒神，行气止痛，对于神志昏迷属于闭证，病由寒邪或痰湿闭塞气机，蒙闭神明者，均可应用。由于本方理气止痛效果很好，故对于心肝胃以及感触秽恶之气等引起的突然胸腹疼痛、霍乱吐利，均可使用。唯本方香窜走泄，有损胎气，孕妇忌用。近年来亦用于治疗冠心病心绞痛，有良好的止痛效果，并在此基础上进行药物筛选，剂型改革，发展成为冠心苏合丸，已为临床工作者广泛采用。

冠心苏合丸（《中国药典》1977 版），其组成为苏合香 50 克，冰片 105克，制乳香 105 克，檀香 210 克，青木香 210 克，以上 5 味除苏合香、冰片外，其余乳香等 3 味粉碎成细粉。将冰片研细，与上述粉末配研，过筛，混匀。另取炼蜜适量微温后，加入苏合香搅匀，再与上述粉末混匀，制成 1000 丸。含服或嚼碎后咽服，一次一丸，一日 1~3 次。亦可于临睡前或发病时服用。功用：芳香开窍，行气止痛。主治：心绞痛，胸闷，憋气，属于痰浊气滞者。

【集解】

《古方选注》王晋三：苏合香能通十二经络，三百六十五窍，故君之以名其方，与安息香相须，能内通脏腑；龙脑辛散轻浮，走窜经络，与麝香相须，能内入骨髓；犀角入心，沉香入肾，木香入脾，香附入肝，熏陆香入肺，复以丁香入胃者，以胃亦为一脏也。用白术健脾者，欲令诸香留顿于脾，使脾转输于各脏也。诸脏皆用辛香阳药以通之，独心经用朱砂寒以通之者，以心为火脏，不受辛热散气之品，当反佐之，以治其寒阻关窍，乃寒因寒用也。

小抱龙丸

【组成】

天竺黄一两（37克） 雄黄水飞,二分（18克） 辰砂别研 麝香别研,各半两（19克） 天南星腊月酿黄牛胆中,阴干百日者,如无,只以生者,去皮脐,锉,炒熟用,四两（149克）

【用法】

上为细末,煮甘草水和丸,如皂子大,每服一丸,温水化下,百晬内者作三服,或用蜡雪水煮甘草和药尤佳。

【功能】

豁痰开窍。

【主治】

伤风瘟疫,身热昏睡,气粗喘满,痰实壅嗽,及惊风抽搐,蛊毒中暑,并可服之,壮实小儿宜与服之。

【按】

小抱龙丸即市面上所称之抱龙丸,是在民间广为流传的一种成药,老百姓对于它的适应证也较了解。凡感受温热之邪,风壅痰实,症见头昏目眩,心神不宁,恍惚惊悸,痰涎喘嗽,甚则壮热不退的小儿,均可服用,效果良好。方中胆南星燥湿化痰,祛风解痉,适用于痰热惊风抽搐等症,是为君药。天竺黄味甘性寒,入心、肝经,能够清化热痰,凉心定惊,与胆南星相伍,加强了化痰息风作用,是为臣药。麝香开窍回苏,活血散结,它有开窍通闭,辟秽化浊之功,开窍力强,适用于邪蒙心窍,神识昏迷的病症;朱砂重镇安神,适用于神志不安的病症;雄黄解毒,与朱砂、麝香同用,加强了开窍辟秽,安神宁志的功效。以上是为佐使药。全方合伍,共奏豁痰开窍,息风定惊之效,临床上疗效甚好。

【集解】

1.《育婴秘诀》：抱者，养也；龙者，纯阳之物。肝主风，小儿病则有热，热则生风，上二虑之，制此方以平肝木，防惊风，此抱龙之名义。

2.《小儿药证直诀笺正》：是方胆星、竺黄不过为痰热而设，然方下主治不少，皆为实热痰壅言之，以小儿伤寒温热，每多痰热窒塞，故可通治。方下瘟疫，即今之所谓温病，然麝香开泻太重，此方太多，宜大减之。又谓壮实小儿可以时服，则言之太过。方后谓亦治室女白带，则带下每多湿痰凝滞，停积胞中所致，此能涤痰清热，所以可治。腊雪合药，清热甚佳。

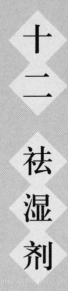

十二 祛湿剂

平胃散

【组成】

苍术去粗皮，米泔浸二日，五斤（2 982克）　厚朴去粗皮，姜汁制，炒香　陈皮去白，各三斤二两（1 864）　甘草炒，三十两（1 118克）

【用法】

上为细末，每服二钱（7克），以水一盏，入生姜二片，干枣二枚，同煎至七分，去姜、枣带热服，空心食前，入盐一捻，沸汤点服亦得。常服调气暖胃，化宿食，消痰饮，辟风寒冷湿，四时非节之气。

【功能】

燥湿运脾，行气和胃。

【主治】

脾胃不和，不思饮食，心腹胁肋胀满、刺痛，口苦无味，胸满短气，呕哕恶心，噫气吞酸，面色萎黄，肌体瘦弱，怠惰嗜卧，体重节痛，常多自利，或发霍乱，及五噎八痞，膈气反胃，并宜服。

【按】

本方为治疗脾胃不和，中焦湿阻的代表方剂。由于脾湿太过，肝木乘不胜而侮中土，致脾不能健运，胃失和降，湿浊痰食留滞中焦，故其症状可见脘腹满闷，宿食不消，不思饮食，口淡乏味，呕吐恶心，大便溏泻，身体倦怠嗜卧，舌苔白厚而黏腻，脉多濡滑或缓，皆为湿邪之象。治宜燥湿运脾，行气和胃。方中重用苍术，辛烈温燥，以燥湿强脾为君药。厚朴苦温辛燥，散满消胀为臣药。两药相合既能强脾又兼疏肝，不但燥湿和胃，而且理气消胀。由于中湿太过，可致胃气阻滞，故又以陈皮行气开胃而化湿痰，以助健脾而为佐药。甘草既益中焦又和百药，而为使药。姜、枣亦有助和中之力，调和脾胃以为引。从本方的药味组成来看，从辛、从燥、从苦，能散、能消、能化，对中焦有湿而受阻滞者，可使湿浊得化，气机调畅，脾胃复健，胃气和顺，则诸症乃除。

本方重在调整胃肠功能，是治脾胃不和，湿阻中焦的代表方剂。凡是脾胃湿盛，积滞胃呆，出现上述诸症者，均可灵活变通使用。诚如张景岳云："平胃者，欲平治其不平也。此为胃强邪实者设，故其性味从辛、从燥、从苦组成，而能消、能散，惟有滞、有湿、有积者宜之。"临床应用于急慢性胃肠炎、胃神经官能症属于湿滞脾胃者，均有疗效。

兼有食滞者加焦神曲、焦麦芽、焦山楂，或再加枳实；湿盛兼有肢体酸重浮肿者加五苓散、桑白皮；痰浊盛兼呕恶者加半夏；胸脘痞闷者加枳壳、木香、砂仁；大便干秘者加生大黄、元明粉；小便不利或赤涩者，加茯苓、泽泻；脾虚中焦气化不利而肢体懒倦，饮食迟消，食纳不香者，可加党参、黄芪，缓服取效。

由于本方是治疗中焦湿阻的代表方剂，所以历代医家又以本方为基础，变化出不少临床常用的有名方剂。例如：加藿香9克、半夏9克，名藿香平胃散，又名不换金正气散或金不换正气散，功能化湿解表、和中止呕，主治脾虚胃寒，兼受外感，而见腹痛呕吐、脘腹痞胀、寒热腹泻等症。加藁本6克、桔梗6克名和解散，功能散湿和中，主治外感寒湿之头痛呕泄、咳嗽胸闷、舌苔白厚腻等症。加炒神曲、炒麦芽各9克，名加味平胃散，功能消食化滞，主治宿食不消，吞酸嗳腐，食欲不振，脘痞苔腻。加川黄连5~9克、木香6克，名香连平胃散，功能燥湿清热，主治中焦湿热积滞之证。去厚朴，加枳实6克、木香6克、藿香6克、香附9克、砂仁6克，名香砂平胃散，功能燥湿和胃，行气导滞，主治饮食伤胃，食滞湿阻之证。去苍术，加干姜6克，名和胃饮，功能温中化湿，主治中焦寒湿，脘胀呕泄之症。用平胃散30克，加桑白皮30克，水煎去渣服，名对金饮子，功能燥湿行水，主治脾胃受湿，腹胀身重，不思饮食，四肢酸重，皮肤肿胀等症。平胃散与五苓散合方，名胃苓汤，功能健脾利湿，主治停饮停食，脘胀吐泄，小便不利，身体浮肿等症，可用于急性胃肠炎出现水泄腹胀、小便短少者，或慢性肾炎出现脾虚湿盛水肿尿少之症者。对不明原因的下肢浮肿，小便不利，身体懒倦者，用此方加泽兰、泽泻、桑白皮也可取效。

苍术又名茅术，味苦性温，专入脾胃，最擅燥湿健脾，以治寒湿中阻之证；辛香行散，祛风胜湿，以治风湿痹痛之候，兼能发汗解表以除风湿在表之证。本品性偏温燥，易于伤阴，以湿浊内阻，舌苔白腻者用之为宜。若湿邪化热，湿热合邪，舌苔黄腻者，常与黄柏伍用，如《丹溪心法》二妙散，主治湿热下注诸症。对于阴虚燥热，大便燥结及多汗者，均不宜应用。然雀目夜盲之症，则有不必拘于有湿才可应用的说法。《本草正义》载："夏秋之交，暑湿交蒸，湿温病寒热，头胀如裹，或胸痞呕恶，皆须茅术、藿香、佩兰等香燥醒脾，其应如响。"

【集解】

1.《医方考》：此湿土太过之证，经曰敦阜是也。苍术味甘而燥，甘则入脾，燥则胜湿；厚朴性温而苦，温则益脾，苦则燥湿，故二物可以平敦阜之土。陈皮能泄气，甘草能健脾，气泄则无湿郁之患，脾强则有制湿之能，一补一泄，又用药之则也。

2.《景岳全书》：夫所谓平胃者，欲平治其不平也。此为胃强邪实者设，故其性味从辛、从燥、从苦，而能消能散，唯有滞、有湿、有积者宜之。今见方家每以此为常服健脾之剂，动辄用之，而不察可否，其误甚矣。

3.《成方便读》：用苍术辛温燥湿，辟恶强脾，可散可宣者，为化湿之正药；厚朴苦温，除湿而散满；陈皮辛温，理气而行痰，以佐苍术之不及。但物不可太过，过刚则折，当如有制之师，能戡祸化而致太平，故以甘草中州之药，能补能和者赞辅之，使湿去而土不伤，致于和平也。

4.《名医方论》柯韵伯：《内经》以土运太过曰敦阜，其病腹满，不及曰卑监，其病留满痞塞。张仲景制三承气汤，谓胃土之敦阜，李东垣制平胃散，平胃土之卑监也，培其卑者而使之平，非削平之谓，犹温胆汤用凉剂而使之温，非用温之谓。后之注本草者曰，敦阜之土，宜苍术以平之，卑监之土，宜白术以培之，若以湿土为敦阜，将以燥土为卑监耶！不审敦阜卑监之义，因不知平胃之理矣。二术苦甘，皆燥湿健脾之用，脾燥则不滞，所以能健运而得其平，第二术白者柔而缓，苍者猛而悍，此取其长于发汗，迅于除湿，故以苍术为君耳，不得以白补赤泻之说为二术拘也。厚朴色赤苦温，能助少火以生气，故以为佐。湿因于气之不行，气行则愈，故更以陈皮佐之。甘先入脾，脾得补而健运，故以炙甘草为使。名曰平胃，实调脾承气之剂。

藿香正气散

【组成】

大腹皮　白芷　紫苏　茯苓去皮各一两（37克）　半夏曲　白术　陈皮去白厚朴去粗皮，姜汁制　苦梗各二两（75克）　甘草炙，二两半（93克）　藿香去土，三两（112克）

【用法】

上为细末，每服二钱（7克），水一盏半，姜钱三片，枣一枚，同煎至七分，热服，如欲出汗，衣被盖，再煎并服。

【功能】

解表化湿，理气和中。

【主治】

伤寒头疼，憎寒壮热，气喘咳嗽，五劳七伤，八般风痰，五般膈气，心腹冷痛，反胃呕恶，气泻霍乱，脏腑虚鸣，山岚瘴疟，遍身虚肿；妇人产前产后，血气刺痛，小儿疳伤，并宜治之。

【按】

藿香正气散是常用方，尤其是夏秋之季感受风寒湿邪，以及四时的感冒夹湿，特别是以湿为主的感冒，或者是胃肠型的感冒，是特别有效的方剂。还有到某个地方不服水土，首先表现在消化方面的，都可以用。其证霍乱吐泻，这里是指胃肠由于湿邪阻滞、气机升降失常、清浊错乱所产生的肠胃疾病。其主治证中可以有呕吐，可以有大便泄泻的表现，虽可能包括了霍乱弧菌引起的霍乱病，但不要把它简单地理解为就是现代医学的霍乱。

本方证乃外感风寒，内伤湿滞，清浊不分，挥霍撩乱而成。外感风寒，卫阳被郁，则恶寒发热，头痛；湿浊内阻，气机不畅，则胸膈满闷，脘腹疼痛；湿滞肠胃，清气不升，浊气不降，发为霍乱吐泻；舌苔白腻，正为湿邪之象。治以外散风寒，内化湿浊，兼以和中理气之法。方中重用藿香，芳香化浊，醒脾和中，辟秽止呕，并可发散风寒，故为君药，并以之名方。正如《本草正义》所说："芳香而不嫌其猛烈，温煦而不偏于燥热，能祛阴霾湿邪而助脾胃正气，为湿困脾阳，怠倦无力，饮食不甘，舌苔浊垢者最捷之药。"半夏曲长于和胃降逆止呕，燥湿化痰以除恶心呕吐，厚朴行气化湿，宽胸消满，二者共为臣药。佐以紫苏、白芷辛香发散，助藿香外解风寒之邪，兼可芳香化湿，同时苏叶还入脾经，白芷还入胃经，一个行气宽中，一个升阳明之气而通九窍。再加上桔梗宣肺，这样更有利于调整气机。肺主一身之气，外通于皮毛，内通于膀胱，而内湿之治，只有肺气正常，才能通调水道，下输膀胱，所以在这里桔梗起到承上启下的作用，在中间作为一个枢纽的用药。还有半夏、白术、厚朴、陈皮都是宣化中湿的，特别是大腹皮，是下气行水的，从大便而出，茯苓健脾利湿则从小便出，前后二阴来和合，其功益彰。使以甘草调和药性，是当时的用药习惯。有云甘草在这些方子里可以不用，因为甘能留湿，甘是缓的，能够助湿，这里没有特燥和发散的药，所以一般情况可以不用。这是王绵之教授的观点，似不尽然，供参考。

诸药相合，使风寒外散，湿浊内化，气机畅通，诸症自解。综观全方用药，既有藿香、紫苏、白芷之解表，又有厚朴、大腹皮之疏里，体现了表里两解法；既有紫苏、白芷、桔梗之升清，又有茯苓、半夏、大腹皮之降浊，体现了升清降浊法；既用藿香、紫苏、白芷、陈皮、厚朴之芳香化湿以祛邪，复用茯苓、白术、甘草健脾运脾胃以扶正，又体现了扶正祛邪法。方中集中了二陈汤、平胃散核心之药，故其化湿作用较解表为强，重在化湿和胃，对于夏暑感寒伤湿、脾胃失和者最宜。山岚瘴疟，水土不服者，亦可治之。本方不宜久煎，以减少芳香药气味的损失。

笔者常用此方治疗急性胃肠炎，效果良好。王某，女，40岁，2012年8

月15日初诊，因饮食不洁，夜间忽然呕吐大量胃内容物及清水，继之腹痛、腹泻，泻下清稀粪水，四肢清冷，胃脘胀闷，舌苔白腻，脉沉细无力。证属寒湿郁阻表里，寒热互结，痞塞中焦，清浊不分，吐泻交作。治宜芳香化浊，散寒燥湿。处方：藿香10克，佩兰10克，紫苏10克，陈皮12克 半夏10克，厚朴10克，茯苓15克，白豆蔻10克，车前子15克（布包），黄连6克，大腹皮10克，苍术10克，元胡10克，伏龙肝60克（煎汤代水）。水煎服3剂后，吐泻已止，恶心、腹痛减轻，仍有胃脘痞满，不思饮食，原方去元胡，改苍术为白术，再进3剂，病告痊愈。

王绵之教授认为，藿香正气散，现在作为成药来用，有一点要注意，北方不知道怎么有这么个习惯，不但把藿香正气散做成了大蜜丸，还加朱砂为衣，这是乱搞。首先藿香正气做成蜜丸就制错了，南方都是水丸，再加上朱砂就更错了云云。其实制成蜜丸也有道理：蜜丸便于保存，挂朱（砂）衣，可防霉变虫蛀并有助于化浊、安神。

有人报道用藿香正气散治疗胃肠型过敏性紫癜。《烟台医药》（1976，3：24）：患者男性，14岁，1970年夏发病，症见腹痛，黑色稀便，全身皮肤出现出血点，以四肢为著，先后住院三次，诊断为胃肠过敏性紫癜，此次复发症状同前。给予藿香正气散原方1剂后，恶心、呕吐、腹痛明显好转，能进饮食，5剂后症状大减，服10剂痊愈，未再复发。

对于非特异性急性肠炎，疼痛多在脐周围，伴有肠鸣腹泻昼夜4~6次，粪便多是粥状或水样，淡黄色或有泡沫，部分病人粪中混有黏液，但无脓无血，无里急后重感，腹部稍鼓胀，有轻度压痛，肠鸣音亢进。可用藿香正气原方加马齿苋30克，广木香10克，生薏仁30克，水煎服药10剂，效果良好。

研究表明，藿香正气丸低浓度时对家兔离体小肠有双相调节作用，即肠管运动较强则表现为抑制，活动弱则表现为兴奋；高浓度时则呈现抑制作用，并能拮抗乙酰胆碱引起的痉挛，因而能止泻。另有研究表明，藿香正气片还能增强安定等镇静安眠药的作用，临床上对顽固性失眠在服用安定的同时加服藿香正气片，疗效非常显著，并能使"浅睡眠"得到改善而提高睡眠质量，这些或许与肠－脑相关学说有关；也许是由于藿香正气片能改善肠道的内环境，使肠道菌群得以恢复常态有关。目前，藿香正气散的剂型至少有七八种之多，其中水剂有的含有酒精，含醇量在40%~50%，据调查，服用10毫升藿香正气水10分钟后，以吹气或酒精测试检测即属酒后驾车（即超过13mg/100ml），因此驾车出行勿服水剂，以免造成"酒驾冤情"。另据《江西中医》报道，在用B超检查胃肠道疾病时，服用藿香正气散制剂后，胃腔、胃壁、胃毗邻组织器官清晰可辨，并能判断癌细胞浸润的程度及转移途径。

【集解】

1.《医方考》：凡受四时不正之气，憎寒壮热者，风寒客于皮毛，理宜解表。四时不正之气由鼻而入，不在表而在里，故不用大汗以解表，但用芳香利气之品以主之。白芷、紫苏、藿香、陈皮、腹皮、厚朴、桔梗皆气胜者也，故足以正不正之气；白术、茯苓、半夏、甘草，则甘平之品耳，所以培养中气，而树中营之帜者也。内伤、外感而成霍乱者，内伤者调其中，藿香、白术、茯苓、陈皮、甘草、半夏、厚朴、桔梗、大腹皮皆调中药也，调中则能正气于内矣；外感者疏其表，紫苏、白芷疏表药也，疏表则能正气于外矣；若使表无风寒，二物也能发越脾气，故曰正气。

2.《医方集解》：此手太阴、足阳明药也。藿香辛温，理气和中，辟恶止呕，兼治表里为君；苏、芷、桔梗，散寒利膈，佐之以发表邪；厚朴、大腹行水消满，橘皮、半夏散逆除痰，佐之以疏里滞；苓、术、甘草益脾祛湿，以辅正气为臣、使也。正气通畅，则邪逆自除矣。

3.《实用方剂学》：寒燠不时，空气骤变，天时人事，两相感召，既不免疾病之侵临，而欲求健康之保障，则藿香正气之方尚矣。藿香芳香辛温，理气而宣内外，和中而止呕泄，善辟秽恶而解表里，故以为君。表里交错，上下交乱，而正气虚矣，故以苓、术、甘草，健脾培中以为臣。俾正气通畅，则邪气自除。况有苏、芷、桔梗散寒利膈，佐之以发表邪，朴、腹、二陈消毒除痰，佐之以疏里气，更引以姜、枣以调营卫，则表里和而健康复矣。

八正散

【组成】

车前子　瞿麦　萹蓄亦名地扁竹　滑石　山栀子仁　甘草炙　木通　大黄面囊、煨、去面、切、焙各一斤（596克）

【用法】

上为散，每服二钱（7克），水一盏，入灯心煎至七分，去滓温服，食后、临卧，小儿量力少少与之。

【功能】

清热泻火，利水通淋。

【主治】

大人、小儿心经邪热，一切蕴毒，咽干口燥，大渴引饮，心忪而然，烦躁不宁，目赤睛疼，唇焦鼻衄，口舌生疮，咽喉肿痛。又治小便赤涩，或癃闭不通及热淋、血淋，并宜服之。

【按】

本方所治诸症，皆属湿热下注所致。湿热壅结膀胱，则水道不利，尿频涩痛，淋沥不畅，甚则癃闭不通，小腹胀痛；邪热伤津，故口燥咽干；舌红苔黄腻，脉滑数，均为湿热之证也。故治宜清热泄火，利水通淋。方中萹蓄苦寒，专入膀胱经，长于泻膀胱湿热而利水通淋，偏治小便不利之热淋，为祛热结之要药；瞿麦阴寒滑利，性主降泄，善于通利，以利小肠而导湿热为最，又通心经，心与小肠相表里，故有利水通淋、活血通经之功，二者相合，增强导热下行、利水通淋之力，共为君药。车前子苦寒，清肺利膀胱，源清而流自洁；木通清心利小便，心火清则肺全肃，小肠能泌别清浊也。二药配用，增强清热利湿功效，使利水而不伤肾阴，是为臣药。滑石味淡性寒，质重而滑，淡能渗湿，寒能清热，重能下降，滑能利窍，故能上清水源，下利膀胱水道，以除湿热从小便而出；栀子苦寒清降，擅泻三焦之火而利小便，故有清热利湿，导热下行之功，又入血分，有凉血止血之效，栀子兼清三焦之火，使由膀胱而出，合全方主治下焦而不专治下焦，上中两焦邪热清，三焦通利而主决渎水道之能才可执行无误，共为佐药。甘草甘平用凉而泻火，又得中和之性，有泻火和中之功，和滑石相合，是为六一散，能使三焦湿热从下焦渗泄，甘草用梢，又有甘缓而止痛之效；大黄苦寒沉降，力猛善行，以清泻为功，既长于泻热通肠，又能凉血解毒，清热燥湿，而兼止血、宁血、清瘀三功，与甘草相伍，增强泻火解毒、凉血止血之力，导泄三焦湿热从二便而出，共为使药。诸药合用，共成清热泻火，利水通淋之功。

本方所治湿热下注所致的淋证，朱丹溪对其证治确有高见，论曰："小便不通，有热，有湿，有气结于下，宜清宜燥，宜升，有隔二隔三之治。如不因肺燥，但膀胱有热，则泻膀胱，此正治也。如因肺燥不能生水，则清金，此隔二。如因脾湿不运而清不升，故肺燥不能生水，则当燥脾健胃，此隔三。"不难看出，本方为苦寒通淋之品，体质虚弱及孕妇忌用。

关于方中的山栀子仁，现代临床上一般不去皮；大黄的炮制实际上就是现在常用的炮制大黄。

此方用治淋证，若热盛证见高热，小便热痛较甚者，加银花、地丁；尿血者多加白茅根、小蓟、仙鹤草；若为结石而致者，多加金钱草、海金沙、鸡内金等。现代多用此方治疗急性泌尿系感染、膀胱炎、急性肾炎、尿道炎、泌尿系结石等症。

笔者在临床上常用本方合当归贝母苦参丸治疗尿道炎，证以湿热为主，小便涩痛甚，可加竹叶9克，琥珀2克（分冲）。尿痛甚者，必用琥珀，《名医别录》谓琥珀"主安五脏，定魂魄，消瘀血，通五淋"，具活血散瘀、利尿通淋之功。同时尿道炎患者，因反复不愈，每多焦虑烦躁，用之有镇静安神之效。对一部分尿路感染，即大肠杆菌感染者，常遵印会河教授之法，方中加柴胡 30 克、五味子 10 克，水煎服，有良好的效果。印老还衷中参西指出："根据报道，柴胡 30 克、五味子 10 克，二药相合，对泌尿系大肠杆菌之感染有良好的抑制作用。因此对大部分尿路感染，均有良好的效果，转用于胆道感染，效果亦甚明显。"

【集解】

1.《医方集解》：此手足太阳、手少阳药也。木通、灯心清肺热而降心火，肺为气化之源，心为小肠之合也。车前清肝热而通膀胱，肝脉络于阴器，膀胱津液之腑也。瞿麦、萹蓄降火通淋，此皆利湿而兼清热者也。滑石利窍散结。栀子、大黄苦寒下行，此皆泄热而兼利湿者也。甘草合滑石为六一散，用梢者，取其径达茎中，甘能缓痛也。虽治下焦而不专于治下，必三焦通利，水乃下行也。

2.《医略六书》：热结膀胱，不能压气，而水积下焦，故小腹硬满，小便不通焉。大黄下郁热而膀胱之气自化。滑石清六腑而水道闭塞自通。瞿麦清热利水道，木通降火利小水，萹蓄泻膀胱积水，山栀清三焦郁火，车前子清热以通关窍，生甘草梢泻火以达茎中。为散，灯心汤煎，使热结顿化，则膀胱肃清而小便自利，小腹硬满自除矣。此泻热通窍之剂，为热结溺闭之专方。

五淋散

【组成】

赤茯苓六两（224克） 当归去芦 甘草生用，各五两（186克） 赤芍药去芦，锉 山栀子仁各二十两（746克）

【用法】

上为细末，每服二钱（7克），水一盏，煎至八分，空心、食前服。

【功能】

清热凉血，利水通淋。

【主治】

肾气不足，膀胱有热，水道不通，淋沥不宣，出少起多，脐腹急痛，蓄作有时，劳倦即发；或尿如豆汁，或如砂石，或冷淋如膏，或热淋便血，并皆治之。

【按】

五淋散主治热结于膀胱，络脉受损，则小便淋沥而不通利，或尿如豆汁，血淋涩痛，治宜清热凉血，利水通淋。赤茯苓，主要用以清热利湿，当归既能补血，又能活血，故有和血的功效。此外，当归甘温而润，辛香善于行走，配以赤茯苓走血分，加强了清热利湿、固护正气的作用。重用赤芍能清血分实热，散瘀血留滞，利膀胱之血而清热，能上行泻肺火，性味苦寒泄降，又能泻三焦火，凉血清心热，适用于血热妄行及热淋尿血等症。生甘草，直达前阴尿道，泻火解毒，缓急止痛。五药合用，清热凉血，利水通淋，故名五淋散。

笔者常用五淋散加黄芩10克、生地15克、木通6克、冬葵子15克，治疗下焦湿热所致的小便频数而不利，口渴但不欲多次，舌苔黄腻，查尿常规阴性者。也常用上方加柴胡 30 克、五味子 10 克，用于治疗泌尿系感染属于下焦湿热者。如小便时疼而带血者，再加白茅根 30 克、小蓟炭 30 克、黄柏炭 10 克。

五皮散

【组成】

五加皮　地骨皮　生姜皮　大腹皮　茯苓皮各等分

【用法】

上为粗末，每服三钱（11克），水一盏半，煎至八分，去滓，稍热服之，不拘时候。切忌生冷、油腻、坚硬等物。

【功能】

利湿、行气、消肿。

【主治】

男子、妇人脾气停滞，风湿客搏，脾经受湿，气不流行，致头面虚浮，四肢肿满，心腹膨胀，上气促急，腹胁如鼓，绕脐胀闷，有妨饮食，上攻下注，来去不定，举动喘气，并皆治之。

【按】

《内经》云："诸湿肿满，皆属于脾。"本方所治之皮水，乃由脾虚湿盛，泛溢肌肤所致。脾虚湿盛，运化失常，水湿泛滥，故一身悉肿，尤以头面为甚，肢体沉重；湿阻气机，则心腹胀满，上逆迫肺而上气喘急；水湿壅盛，水道不通，故小便不利。治宜健脾理气，利湿消肿。方中以茯苓皮利水渗湿，兼以补脾助运化，脾运正常，水湿自消；生姜皮辛散水饮，有利尿消肿的功效；大腹皮味辛微温，能行气宽中，利水消肿，用于湿阻气滞之脘腹胀满以及水肿症，且性善下行，利尿消肿，配合茯苓皮、生姜皮利水的作用更强；五加皮本身是祛风湿、强筋骨之要药，因其性味辛温，辛能散，温能通，能旁达四肢百骸，配合茯苓皮、大腹皮、生姜皮、地骨皮增强了利水消肿的功效；地骨皮主要功效是清热凉血，退虚热而补虚损。由于脾虚失运，肺通调水道的功能亦失司，出现上气促急，举动喘乏等虚象。五药合用，共奏理气健脾，利湿消肿之效，于散泄之中犹寓调补之意，皆用皮者，因水溢皮肤，以皮行皮也。

【集解】

1.《医方集解》：此足太阳、太阴药也。五加祛风胜湿，地骨退热补虚，生姜辛散助阳，大腹下气行水，茯苓渗湿健脾，于散泻之中犹寓调补之意。皆用皮者，水溢皮肤，以皮行皮也。

2.《成方便读》张秉成：治水病肿满，上气喘急，或腰以下肿，此亦肺之治节不行，以致水溢皮肤，而为以上诸证。故以桑皮之泻肺降气，肺气清肃，则水自下趋。而以茯苓之从上导下，大腹之宣胸引水，姜皮辛凉解散，陈皮理气行痰，皆用皮者，因病在皮，以皮行皮之意。然肺脾为子母之脏，子病未有不累及其母也，故肿满一证，脾肺相关。否则脾有健运之能，土旺则自可制水，虽肺之治节不行，决无肿满之患。是以陈皮、茯苓两味，本为脾药，其功用皆能行中带补，匡正除邪，一举而两治之，则上下之邪，悉皆涣散耳。

独活寄生汤

【组成】

独活三两（112克） 桑寄生《古今录验》用续断，即寄生亦名，非正续断 当归酒浸，焙干 白芍药 熟地黄酒浸，蒸 牛膝去芦，酒浸 细辛去苗 白茯苓去皮 防风去芦 秦艽去土 人参 桂心不见火 芎䓖 杜仲制，炒断丝 甘草炙，各二两（75克）

【用法】

上为锉散，每服四大钱（15克），水一盏半，煎七分，去滓，空心服。气虚下痢，除地黄，并治新产腹痛，不得转动，及腰脚挛痛痹弱，不得屈伸。此汤最能除风消血。《肘后方》有附子一枚，无寄生、人参、甘草、当归。近人将治历节风并脚气流注，甚有效。

【功能】

益肝肾，补气血，祛风湿，止痹痛。

【主治】

肾气虚弱，腰背疼痛，此病因卧冷湿地当风所得，不时速治，流入脚膝，为偏枯冷痹，缓弱疼重，或腰痛脚重挛痹，宜急服此。

【按】

本方为古今医家公认的治疗痹证的有效方剂之一，主要用于风寒湿三气痹着日久、肝肾不足、气血两虚者。邪气留连，病久入深，或着于筋脉，或着于肌骨，荣卫凝涩不通，气血运行不畅，久而久之，肝肾失养，气血失荣，而成肝肾不足、气血两虚之证。故其病除痹着重痛之外，并见腰膝酸软，麻木不仁，甚则屈伸不利。《素问·痹论》说："痹在骨则重，在于脉则血凝而不流，在于筋则屈不伸，在于肉则不仁"。《素问·逆调论》又说："营气虚则不仁，卫气虚则不用，荣卫俱虚，则不仁且不用"。正气既虚，邪气深伏，治当搜风祛湿，以止痹痛，益肝肾，补气血，扶正以祛邪。方中以独活为君，取其理伏风，善祛下焦与筋骨间之风寒湿邪，散风除湿能入于肾经。寄生既可以祛风湿，又可以补肝肾，还有通经络的作用。所以从方子的名字来看，取独活、寄生为方名，可以看出方子所治的重点在下，治疗的原则是补肝肾、祛风寒湿，伍以细辛发散阴经风寒，搜剔筋骨风湿而止痛，细辛不但入少阴肾经，善于发里寒，而且还善于祛无形之邪与有形之邪相合的寒湿，就是风寒附于水湿的更善于散。防风祛风邪以胜湿，秦艽除风湿而舒筋。本方所指的桂心，临床上有时用桂枝，有时用肉桂，据需要而定。桂枝之散风作用强，肉桂则温肾作用大，但是作为原方中"桂心"来说，就是指的当今之肉桂。

笔者常用独活寄生汤加丹参 30 克、赤芍 30 克、三棱 10 克、莪术 10 克、香附 10 克、没药 6 克、制川乌 9 克、金雀根 12 克、桃仁 10 克、红花 8 克、全虫 5 克，加倍量，制成蜜丸，对于骨质增生、坐骨神经痛止痛效果显著。若疼痛较剧者，可加白花蛇、蜈蚣、甲珠、皂刺；寒邪偏盛者加附子；湿邪偏盛者加苍术、薏苡仁；兼有热象者去肉桂，加黄柏、忍冬藤、生地等。本方能调节机体的免疫功能，增强机体抵抗力，可遵"异病同治"的原则，用治变态反应性疾病。其他如中风后遗症等均可辨证加减应用。

【集解】

《成方便读》张秉成："此亦肝肾虚而三气乘袭也。故以熟地、牛膝、杜仲、寄生补肝益肾，壮骨强筋，归、芍、川芎和营养血，所谓治风先治血，血行风自灭也；参、苓、甘草益气扶脾，又所谓祛邪先补正，正旺则邪自除也。然病因肝肾先虚，其邪必乘虚深入，故以独活、细辛之入肾经，能搜伏风，使之外出，桂心能入肝肾血分而祛寒。秦艽、防风为风药卒徒，周行肌表，且又风能胜湿耳。"

大顺散

【组成】

甘草锉长寸,三十斤(17 894 克)　干姜　杏仁去皮尖,炒　肉桂去粗皮、炙各四斤(2 386 克)

【用法】

上先将甘草用白砂炒及八分黄熟,次入干姜同炒,令姜裂,次入杏仁,又同炒,候杏仁不作声为度,用筛隔净,后入桂一处捣罗为散,每服二钱(7克,)水一中盏,煎至七分,去滓温服。如烦躁,井花水调下,不计时候,以沸汤点服亦得。

【功能】

温化寒湿。

【主治】

冒暑伏热,引饮过多,脾胃受湿,水谷不分,清浊相干,阴阳气逆,霍乱呕吐,脏腑不调。

【按】

由于冒暑伏热,引饮过量,脾胃受湿,脾不能为胃行其津液,致使脾气不升,胃气不降,脏腑不调,而水谷不纳,霍乱频作,湿为阴邪,脾不散津,肺气不宣,通调水道功能失职,当以温药和之。干姜温中回阳,温肺化痰,对于脾胃虚寒,呕吐泄泻,脘腹冷痛,阴寒内盛,脉微弱等症,与甘草、肉桂相伍,温阳之力更佳,应属君药。肉桂温中补阳散寒止痛,为大热之品,有益火消阴、温补肾阳的作用,与干姜相合,温营血、助气化,可以鼓舞气血,有促进阳生阴长,增强益火消阴之功。杏仁止咳平喘,与甘草相合,苦降肺气而止咳。杏仁有苦杏、甜杏之别，两药功用不同，在临床上一般认为它们的区别是：苦杏仁性属苦涩，长于治喘咳实证；甜杏仁偏于滋润，多用于肺虚久咳。甘草补中益气，泻火解毒，润肺祛痰，缓和药性，缓急止痛。与干姜、肉桂相伍，温脾肾之阳亦能振奋心阳，补养心血，温润脾肺。全方温化寒湿，调和阴阳，适用于夏月暑热薰蒸，贪凉饮冷过度，脾胃受寒湿之害而招致的霍乱吐泻、腹痛等症。

【集解】

1.《医方集解》：夏月过于饮冷食寒，阳气不得伸越，故气逆而霍乱吐泻也。脾胃者，喜燥恶湿，喜温而恶寒。干姜、肉桂散寒燥湿，杏仁、甘草利气调脾，皆辛甘发散之药，升伏阳于阴中，亦从治之法也。如伤暑无寒证者，不可执泥。

2.《绛雪园古方选注》：治避暑于广厦，食生冷袭凉风，抑遏阳气而为吐泻者。病由暑热伤脾也，故先将甘草、干姜同炒，辛甘化阳以快脾欲；再入杏仁同炒，利肺气以安吐逆；白砂，本草主治绞肠痧痛，用之拌炒，以燥脾湿；复以肉桂为散，俾芳香入阴，升发阳气以交中焦，去脾之湿。湿去而阳气得升，三焦之气皆顺，故曰大顺。

十三 祛痰剂

二陈汤

【组成】

半夏汤洗七次　橘红各五两（186克）　白茯苓三两（112克）　甘草炙，一两半（56克）

【用法】

上为㕮咀，每服四钱（15克），用水一盏，生姜七片，乌梅一个，同煎至六分，去滓热服，不拘时候。

【功能】

燥湿化痰，理气和中。

【主治】

痰饮为患，或呕吐恶心，或头眩心悸，或中脘不快，或发为寒热，或因食生冷，脾胃不和。

【按】

本方为治痰之主方。湿痰之证，多由脾失健运，湿邪凝聚，气机阻滞，郁积而成。脾为生痰之源，肺为贮痰之器，湿痰犯肺，则咳嗽痰多；痰阻气机，胃失和降，则胸膈痞闷，恶心呕吐；阴浊凝聚，阻碍清阳，则头眩心悸；脾为湿困运化失司，则肢体困倦，不欲饮食。湿痰之治，宜燥之、温之、祛之而理气和中，燥湿化痰。方中半夏辛温体滑而性燥，入脾胃，功专燥湿祛痰，又能和胃降逆止呕，故为君药。治痰先治气，气行痰自消，故以橘红为臣，理气燥湿，芳香醒脾，助半夏燥湿化痰，使气顺而痰降。茯苓甘淡，甘能运脾，淡能利湿，脾复健运之职，水湿从小便而出，则湿无所聚，痰不自生，是兼顾治本之法。生姜降逆化饮，既可制半夏之毒，且能助半夏、橘红行气消痰。复用少许乌梅收敛肺气，与半夏相伍，散中有收，相反相成，使痰去而肺气不伤，既可兴肺之开合，又有欲劫之而先聚之意，有相得益彰之妙。

三药同用，共为佐药。甘草调和诸药为使，且助茯苓健脾和中，使中气健运，则湿自化，湿自化则痰无由生。甘草与乌梅同用，既可酸甘化阴，又能监制半夏、陈皮燥散之性。《成方切用》云："局方陈皮、半夏贵其陈久，则少燥散之性，故名二陈。"陈久者，温中而无峻消之虑，为中州之圣剂，并以水煎服之，故名二陈汤。

本方加黄连 6 克、栀子 6 克，名连栀二陈汤，可用于治疗胸膈中有热痰，令人呕吐，吐物味苦等症。加砂仁 6 克、枳壳 9 克，名砂壳二陈汤，功可行痰利气，用于痰盛气滞而胸腹胀满。加炒枳实 9 克、栝楼 30 克、炒莱菔子 9 克、焦山楂 9 克、焦神曲 9 克，名加味二陈汤，主治食积痰盛。加苍术 9 克、枳壳 9 克、片姜黄 9 克，主治痰气上攻，眼目肿胀，以及嗜酒之人手臂重痛麻木等症。

二陈汤加胆南星 9 克、炒枳实 9 克，名导痰汤，功能燥湿豁痰，行气开郁，用于治疗顽痰胶固，头眩脘闷，呕恶少食，坐卧不安，痰盛晕厥等症。再加片姜黄 9 克、木香 9 克，用于治疗痰饮流入四肢，肩背酸痛、沉重，手足疲软、乏力等症。再加木香 6 克、香附 9 克，用于治疗痰气结滞，见胸脘满闷、咳逆上气等症。

二陈汤加枳实 6 克、竹茹 6 克，名温胆汤，功能清胆和胃，除烦止呕，主用于痰气互阻，久郁化火，火热扰心而虚烦不眠，或大病之后，胆虚气寒，疏泄不利而致的痰涎不化而胃胀少食、苔腻脘闷等症。

二陈汤加杏仁 6 克、白芥子 3 克，名六安煎，主治风寒咳嗽、痰多不易出、胸闷气滞等症。

二陈汤加炒枳实 6 克、竹茹 6 克、胆星 9 克、菖蒲 6 克、远志 9 克、党参 9 克，名涤痰汤，功能化痰开窍，主治中风痰迷心窍之舌强不语、神蒙错乱、手足不遂等症。

二陈汤加当归 9 克、熟地 9 克，名金水六君煎，主治肺肾不足，水冷为痰。

二陈汤加白术 6 克、干姜 3 克、泽泻 6 克、猪苓 6 克，名苓术二陈汤，功能健脾化痰，温中疏滞，化气利水。

总之，二陈汤是除痰剂的最基本方剂，经过历代医家加减变化，发展了许多除痰方剂，广为临床运用，如常用本方治疗气管炎、胃炎、神经性呕吐、内耳眩晕症以及变化运用治疗各种痰证等，简便有效。

笔者曾治患者杨某，男，30 岁，一周来因暴饮暴食而胸脘满闷，咳吐白痰，近日加重，舌苔白厚腻，脉濡滑，胸透示：心肺膈无异常；胃镜示：慢性胃炎，症见嗳腐吞酸，咳嗽多痰，证属胃气不和，湿痰内生，治以燥湿化痰止咳，健脾和胃导滞。处方：半夏 12 克、陈皮 10 克、茯苓 15 克、苍术 10 克、厚朴 10 克、生薏仁 30 克、莱菔子 15 克、杏仁 10 克、神曲 15 克、大黄 1 克、甘草 6 克、桔梗 3 克。水煎服 5 剂，咳嗽痰少，胸脘满闷减轻，食欲增进，苔薄微腻，药已中病，效不更方，再进 5 剂而愈。

本例系饮食不节损伤脾胃，湿浊生痰，上渍于肺，肺气失宣，故咳嗽痰多色白，湿痰阻滞气机则胸膈满闷，方以二陈汤燥湿化痰，理气和中为主方；辅以平胃散燥湿运脾，行气和胃，使脾胃健而清阳升，气行痰自消；佐以消食导滞、宣降肺气。诸药合用，刚柔相济，标本同治，以治本为主，主次分明，诸症悉除。所以《医方集解》说："治痰通用二陈，风痰加南星、白附、皂角、竹沥，寒痰加半夏、姜汁，火痰加石膏、青黛，湿痰加苍术、白术，燥痰加瓜蒌、杏仁，食痰加山楂、麦芽、神曲，老痰加枳实、海浮石、芒硝，气痰加香附、枳壳，胁痰在皮里膜外加白芥子，四肢痰加竹沥。"以上各种加减方法，可资参考。

【集解】

1.《丹溪心法附余》：此方半夏豁痰燥湿，橘红消痰利气，茯苓降气渗湿，甘草补脾和中，盖补脾则不生湿，燥湿渗湿则不生痰，利气降气则痰消解，可谓体用兼赅，标本两尽之药也。今人但见半夏性燥，便以他药代之，殊失立方之旨。若果血虚燥症，用姜汁制用何妨。抑尝论之，二陈汤治痰之主药也。

2.《张氏医通》：此方本《本经》半夏汤及《金匮》小半夏汤、小半夏加茯苓汤等方而立，加甘草安胃，橘皮行气，乌梅收津，生姜豁痰，乃理脾胃、治痰湿之专剂也。

3.《医林纂要》：痰者，水湿之滞而不行也。半夏之辛，本润肾补肝，开胃泻肺，祛湿行水之药，而滑能通利关节，出阴入阳，是能治水滞下行，故主为治痰君药。水随气运，水湿之滞而成痰，以气不行故也。橘皮之甘苦辛温，主于行气，润命门，舒肝木，和中气，燥脾湿，泻肺邪，降逆气，故每合半夏为治痰之佐。痰本水也，水溃土中则为湿，湿积不化则为痰。茯苓生土中而味淡，专主渗土中之湿。脾不厚不能胜湿，故甘草以厚脾，然不多用者，以甘主缓，过缓则恐生湿也。生姜之辛，亦以行湿祛痰，非徒以制半夏毒也。

4.《时方歌括》：此方为治痰之通剂也，痰之本水也。茯苓制水以治基本；痰之功，湿也，茯苓渗湿以镇其动。方中只此一味是治痰正药，其余半夏降逆，陈皮顺气，甘草调中，皆取之以为茯苓之佐使耳。故仲景书风痰多者俱加茯苓，呕者俱加半夏，古圣不易之法也。今人不穷古训，以半夏为祛痰之专品，仿稀涎散之法，制以明矾，致降逆之品反为涌吐，堪发一叹。

5.《浙江中医学院学报》（1986，2:40）：乌梅滋阴敛肝，佐甘草合和，取其酸甘化阴以滋胃津。方中夏、橘虽贵在陈久，仍不失劫阴之弊，伍以乌梅兼制半夏之燥性，使半夏之燥性尽失，而无伤阴之虞，乌梅生津而无滋腻之虑，相辅相成，相得益彰。乌梅厥伟，其功不可泯也，为方中画龙点睛之处。二陈汤中乌梅滋养胃阴，收敛肝气之功，后世多忽而不察，失其制方之本旨。

橘皮半夏汤

【组成】

陈皮去白   半夏煮，各七两（261克）

【用法】

上二件锉为粗散，每服三钱（11克），生姜十片，水二盏，煎至一中盏，去滓温服，不拘时候，留二服滓并作一服，再煎服。

【功能】

降逆化痰。

【主治】

肺胃虚弱，好食酸冷，寒痰停积，呕逆恶心，涎唾稠黏，或积吐，粥药不下，手足逆冷，目眩身重。又治伤寒时气，欲吐不吐，欲呕不呕，昏愦闷乱，或饮酒过多，中寒停饮，喉中涎声，干哕不止。

【按】

橘皮半夏汤，仅两味药，是一首燥湿化痰、理气和中的方子。湿痰多由脾肺而生，脾为生痰之源，脾无留湿而不生痰。湿痰乃脾弱不能制湿，湿困脾阳，运化失职，水湿凝聚而成。本病病变在脾，表现在肺，故有"脾为生痰之源，肺为贮痰之器"之说。方中橘皮辛苦温，入脾、肺经，理气健脾，燥湿化痰，配半夏，能燥湿化痰，又能降逆止呕，故有"治痰先治气，气行痰自消"之论。橘半相合，使气顺而痰消降，乃成降逆化痰之良方矣。

橘皮在过去加工方法中，剖分两层，以外层色红者称为"橘红"，内层色白者称为"橘白"。并认为橘红性燥，以燥湿化痰为胜；橘白则化湿和胃而无燥烈之弊，现在都简化加工手续，只用橘皮一药，不再分"橘红""橘白"。

　　化橘红，与前述诸品不同，它不是橘类的果皮，而是化州柚的果皮，性味苦辛温，功能散寒理气，燥湿化痰，消食宽中，适用于风寒咳嗽，喉痒痰多气逆，以及食积、伤酒等症。过去药行把柚皮分割为五瓣叫"五爪红"，分割成七瓣叫"七爪红"。

金沸草散

【组成】

旋覆花去梗　麻黄去节　前胡去芦，各三两（112克）　荆芥穗四两（140克）

甘草炒　半夏汤洗七次，姜汁浸　赤茯苓各一两（37克）

【用法】

上为粗末，每服三钱（11克），水一盏半，入生姜三片，枣一枚，同煎至八分，去滓温服，不计时候。有寒邪则汗出，如风盛则解利。

【功能】

治风、化痰、止咳。

【主治】

除头目昏痛，颈项强急，往来寒热，肢体烦疼，胸膈满闷，痰涎不利，咳嗽喘满，涕唾稠黏。及治时行寒疫，壮热恶风。

【按】

本方因旋覆花的全草名金沸草而得名。但金沸草降气化痰之力不如旋覆花，故今人多改用旋覆花。方用旋覆花咸温宣肺，降气化痰，故主要用于痰多咳嗽气急及嗳气呕吐等症，是为君药。麻黄、荆芥解表散风寒，宣肺平喘，为臣药。前胡下气消痰，止咳定喘，助以旋覆花，可增强降气化痰的功效。半夏燥湿化痰，降气止咳，赤芍苦而微寒，以防温燥太过，共为佐药。甘草和中益气，调和诸药，姜枣和营卫，为使药，共达发散风寒、宣肺化痰、止咳平喘之功。本方的特点是偏重于解表宣肺，通过肺气宣畅，表邪疏散，肺气肃降之令行，而痰消咳平。

临床凡风寒束表的咳嗽，常用此方加炒苏子10克、杏仁10克、紫菀10

克、枇杷叶10克、炒莱菔子15克，水煎服，常收良效。感受风寒，咳嗽痰多，舌苔厚腻，食思不振，脉象弦数有力之证，也可与三子养亲汤合用。

【集解】

1.《医林纂要》：金沸草咸苦微辛，其花午开子落，与半夏意同而轻浮，上入于肺，苦能泄热气，咸能化痰结，辛能行痰湿，凡痰涩之逆于肺者，此能降而泄之。前胡甘苦微辛，能降泄高亢之气，而疏畅下行之滞，主下气行痰。麻黄以大开腠理而泄其风。荆芥辛苦而性上浮，去头面之风，去经隧之湿，此方盖以此为君药，以兼去风痰，诸药亦随以上升于肺，而后乃而下坠其痰也。赤芍药酸甘泄肝敛阴，且监麻黄之过散，用赤者以行水分收痰湿也。轻用半夏者，以风则夹相火也，然必用之者，非此不足以通滞行痰也。金沸草轻虚，此以行于下所以助之。甘草以厚脾土，以缓肝急。

2.《本草正义》："旋覆花，其主治当以泄散风寒，疏通脉络为专主。《别录》治风之湿痹，皮间死血，通血脉，宗奭去头目风，皆其轻疏泄散之功也。以治风寒喘嗽，寒饮溃肺，最是正法。或谓旋覆花降气，寒邪在肺者，不宜早用，则止知疏泄之力足以下降，而不知其飞扬之性本能上升。且《本经》明谓其温，寇宗奭又以为辛，则疏散寒邪，正其专职。若其开结泄水，下气降逆等治，则类皆沉重下达之义，颇嫌其与轻扬之本性，不甚符合。按《本经》，旋覆花一名金沸草，疑古人本有用其茎叶，而未必皆用其花者，考草木花叶之功用，不同者甚多，或升或降，各有其义，亦其禀赋使然，不容混合。且茎则质重，花则质轻，亦物理自然之性，况旋覆花之尤为轻而上扬者乎。乃今人恒用其花，而并不用茎叶，竟以重坠之功，责之轻扬之质，恐亦非古人辨别物性之真旨也。且其花专主温散，疏泄之力亦猛，宜于寒饮，而不宜于热痰。石顽已谓阴虚劳嗽，风热燥咳，误用之，嗽必愈甚，是亦以其轻扬，升泄太过，正与降气之理相反。惟其轻灵之性，流动不滞，自能疏通气化而宣窒塞，固非专以升散见长。若但以逐水导湿为治，似不如兼用其茎叶较为近理，《别录》称其根专主风湿，其意可晓然也。"

茯苓半夏汤

【组成】

茯苓去皮，三两（112克）　半夏汤浸七次，五两（186克）

【用法】

上为粗末，每服四大钱（15克），水一大盏，生姜七片，煎至七分，去滓，空心服。

【功能】

化饮止咳。

【主治】

停痰留饮，胸膈满闷，咳嗽呕吐，气短恶心，以致饮食不下，并宜服之。

【按】

茯苓半夏汤实际是源于《金匮》的小半夏加茯苓汤，药味全同，用量不同而已，是一首化痰消饮的方子。本方所治之胸膈满闷，咳嗽呕吐，皆属饮停中脘所致。脾为生痰之源，脾胃相表里，脾虚则胃弱，痰停在中脘，水谷精微不得化为精气而变成痰，痰阻气乱，停痰留饮而胸膈满闷，痰饮留滞肺气不宣而咳嗽，胃气不降上逆作乱而致呕哕吐逆，气短恶心。茯苓半夏汤化痰止咳，而运中州。方中茯苓健脾渗湿为主药，半夏燥湿化痰为辅药，既消已成之痰，又绝生痰之源。茯苓，性味甘淡、平，入心、脾、肺经，渗湿利水，益脾和胃。《用药心法》："茯苓，淡能利窍，甘以助阳，除湿之圣药也。味甘平补阳，益脾逐水，生津导气。"《药品化义》："白茯苓，味独甘淡，甘则能补，淡则能渗，甘淡属土，用补脾阴，土旺生金，兼益肺气。"清代慈禧常以茯苓作为食品享用，御膳房制成茯苓饼赐大臣，除为营养补品外，对肠胃薄弱、消化不良、食少腹胀、面黄肌瘦之脾虚等症，确有改善。半夏，辛温，有毒，入脾、胃经。主要功效燥湿化痰，降逆止呕，消痞散结，以治痰湿冷饮，呕吐，反胃，咳喘痰多，胸膈胀满。《本草纲目》："脾无留湿不生痰，故脾为生痰之源，肺为贮痰之器。半夏能主痰饮及腹胀者，为其体滑而味辛性温也，辛温能散亦能润，故行湿而通大便，利窍而泄小便，所谓辛走气能化痰，辛以润之是也。"

总之，茯苓、半夏相伍，既治生痰之源，又治痰饮咳喘，胸膈痞满，相辅相成，化痰止咳。

临床上多与其他药相配，对症施治，如配以陈皮、甘草、乌梅，名二陈汤，燥湿化痰、理气和胃，治疗脾湿痰饮为患，脘痞纳呆，咳嗽吐白痰，可用于慢性支气管炎的咳嗽，痰多而白，且伴有胃肠症状者。茯苓半夏汤加陈皮、甘草、生姜、杏仁、白芥子，名六安煎，其降气化痰之功较强。茯苓半夏汤加天麻、橘红、白术、甘草，名半夏白术天麻汤，功能祛痰息风，健脾祛湿，治风痰眩晕，可用于神经衰弱，梅尼埃病引起的头痛、眩晕，辨证属于风痰而又兼有胃肠症状者。

细辛五味子汤

【组成】

北细辛去苗　半夏洗七次,各一两(37克)　甘草炙　乌梅去核,各一两半(66克)
五味子　罂粟壳去蒂盖,各三两(112克)　桑白皮炒,三两(75克)

【用法】

上为粗散,每服三钱(11克),水二盏半,生姜十片,煎至一盏,用沙
帛滤去滓,温服。留二服滓,并作一服再煎。

【功能】

化痰涎,敛肺气,止咳喘。

【主治】

肺经不足,胃气怯弱,或冒风邪,或停寒有饮,咳嗽倚息,不得安卧,胸满迫塞,
短气减食,干呕作热,咳唾结痰,或吐涎沫,头目昏眩,身体疼重,语声不出,鼻
塞清涕,头目脚膝时带虚浮,痰咳不止,痛引胸胁,不问新久,并宜服之。

【按】

细辛五味子汤是一首化痰敛气、止咳平喘的方子,是小青龙汤的变方,治
疗内有伏饮而发生的咳喘。因脾阳不足,寒从内生,运化失司,则停湿而成饮;
复因冒风肺寒,津失敷布,则液聚而为痰饮;进而肺失清肃,宣降违和,而致
咳嗽气逆,痰多清稀而黏,呈泡沫样,不易咳出。痰在里,肺气不宣则胸满迫
塞,咳吐涎沫,头昏目眩,痰窜四肢,则身体疼重。方中桑白皮,性味甘寒,
入肺、脾经,功能泻肺平喘,行水消肿。李东垣曰:"桑白皮,甘以固原气之
不足而补虚,辛以泄肺气之有余而止嗽。"《药品化义》:"桑皮,散热,主
治喘满咳嗽,热痰唾血,皆由实邪郁遏,肺窍不得通畅,借此渗之散之,以利

肺气，诸症自愈。故云，泻肺之有余，非桑皮不可。"罂粟壳，性味酸平，入肺、肾、大肠经。敛肺止咳，涩肠定痛，治久咳、久泻、久痢。《本草纲目》："罂子粟壳，酸主收涩，故初病不可用之，泄泻下痢既久，则气散不固而肠滑肛脱；咳嗽诸病既久，则气散不收而肺胀痛剧，故俱宜此涩之、固之、收之、敛之。"与桑白皮相伍，泻肺不伤正，敛肺不碍邪，而止咳化痰。乌梅，性味酸温，入肝、脾、肺、大肠经，以收敛生津，治久咳，虚热烦渴。王好古："乌梅能收肺气，止咳嗽，肺欲收，急食酸以收之。"配以细辛，温肺散寒；五味子敛肺气而止咳，与细辛相伍，一散一收，散不伤正，收不留邪。甘草和五味子相伍，有补气的作用，还有酸甘化阴的作用，可以祛邪而不伤正，治由寒饮而产生的喘咳。半夏燥湿化痰，降逆止呕，消痞散结，燥湿化痰之力倍增。本方以粟壳配桑白皮、乌梅配细辛五味子，一散一收、相反相成为君，治疗肺胃怯弱或感寒留饮的喘咳痰嗽诸症；半夏降逆止呕为佐，甘草甘缓调和诸药以扶正，群药相伍，乃成敛肺扶正、化痰止咳之良方。

化痰玉壶丸

【组成】

天南星生　半夏生，各一两（37克）　天麻半两（19克）　头白面三两（112克）

【用法】

上为细末，滴水为丸，如梧桐子大，每服三十丸，用水一大盏，先煎令沸，下药煮至五七沸，候药浮即熟，滤出放温，别用生姜汤下，不计时候服。

【功能】

祛风痰，止呕逆。

【主治】

风痰吐逆，头痛目眩，胸膈烦满，饮食不下，及咳嗽痰盛，呕吐涎沫。

【按】

化痰玉壶丸是一首祛风痰的方子。由于风痰上扰，清阳不升，浊阴不降，阻碍气机，则头痛目眩，胸膈烦满；痰湿内盛，使脾胃运化失司，胃气上逆而咳嗽痰多，呕吐涎沫及不思饮食，治以祛风痰止呕逆。方中天南星，燥湿化痰，祛风解痉。生半夏主要功能为化痰止呕，故为脾胃两经的要药，治疗脾不化湿，聚而为痰者为主，又因其性温燥，故对于寒痰，亦可应用。两药相伍专治风痰吐逆，为君。天麻为治眩晕的要药，其功主要为平肝息风，与半夏、南星相伍，加强了祛风化痰、止眩晕的功效，为臣药。前人说南星"治痰功同半夏"，实则南星辛散之力胜过半夏，专主经络风痰。

本方所用的天南星、半夏皆标示为生品，但在用法中已说明：首先要用头白面（即精制面粉）加水制成丸，再放入沸水中煮至五七沸，候熟透浮起，再用生姜汤送服，实际上药已炮制为熟品，毒性似已去尽，临床使用，似也安全。另外本方的炮制和服用方法，别具一格，也可参考。

人参定喘汤

【组成】

人参切片　麻黄去节　甘草炙　阿胶炒　半夏曲各一两（37克）　桑白皮　五味子各一两半（56克）　罂粟壳蜜刷炙，二两（75克）

【用法】

上为粗末，入人参片拌匀，每服三大钱（11克），水一盏半，入生姜三片，同煎至七分，去滓，食后温服。又治小儿久病，肺气喘急，喉中涎声，胸膈不利，呕吐痰沫，更量岁数加减服。

【功能】

平喘止咳。

【主治】

丈夫、妇人远年日近，肺气咳嗽，上喘气急，喉中涎声，胸满气逆，坐卧不安，饮食不下，及治肺感寒邪，咳嗽声重，语音不出，鼻塞头昏，并皆治之。

【按】

人参定喘汤是一首扶正祛邪、定喘止咳的方子，由细辛五味子汤去细辛、乌梅，加人参、阿胶、麻黄而成。由于患者咳嗽日久，渐至喘息气急，因肺气虚弱、营血不足而致。方中人参，大补元气、生津、安神，既能用于久病气虚，又可用于急救虚脱，故为补虚扶正的要药。阿胶补血止血，滋阴润肺。《汤液本草》："阿胶益肺气，肺虚极损，咳嗽唾脓血，非阿胶不补。"《本草述》："阿胶，其言化痰，即阴气润下，能逐炎上之火所化者，非概治湿滞之痰也。其言治喘，即治炎上之火，属阴气不守之喘。非概治风寒之外束，湿滞之上壅者也。"人参与阿胶相伍，益气养血，为方中之主药。麻黄一药，始载于《本经》。自从汉代《伤寒论》中收载麻黄汤一方后，后世医家都认为麻黄是一味发汗解表、止咳平喘的要药。人参、麻黄相伍，补中有散，散不伤正，补不碍邪。五味子，敛肺滋肾，生津敛汗，上敛肺气，下滋肾阴，对肺肾两虚所致的久咳虚喘，配合人参、炙甘草，可收止咳平喘的效果，是为臣。半夏性温燥制成曲可减毒增效，现今药房多不备，仅有制半夏，化痰止咳止呕与泻肺平喘的桑白皮相配为佐，化痰泻肺平喘。罂粟壳，性涩收敛，用于久咳不止、肺气不收的病症，是一个治标的好药，但不宜久服。

温中化痰丸

【组成】

青皮去白　良姜去芦，炒　干姜炒　陈皮去白，各五两（186克）

【用法】

上为细末，醋打面糊为丸，如梧桐子大，每服三五十粒，汤饮任下，不拘时。

【功能】

温中化痰。

【主治】

停痰留饮，胸膈满闷，头眩目晕，好卧减食，咳嗽呕吐，气短恶心，或饮酒过多，或引饮无度，或过伤生冷，痰涎并多，呕哕恶心，并宜服之。

【按】

温中化痰丸是一首温化寒饮的方子。由于脾胃阳虚，停痰留饮聚于中焦，中州运化失司，脾气不能很好散津上归于肺，气机壅滞，饮邪不化，而胸膈满闷，水饮上犯，清阳不升，则头目眩晕；胃气不降则咳嗽呕吐。治以温中理气，化痰和中，正是病痰饮者，当以温药和之的治法。方中良姜又名高良姜，性味辛热，入脾、胃经，功能散寒止痛，最善散脾胃寒邪，有温中止痛之长，配干姜为佐，温肺化痰，乃为君药。陈皮主治范围，不外肺脾病症，此方取其理气和中燥湿的多种调和之能。所以《本草纲目》说它："同补药则补，同泻药则泻，同升药则升，同降药则降。"在本方中取其后者。青皮疏肝理气，散积化滞。青皮与陈皮，都是柑橘的外果皮，幼果为青皮，成熟的果皮为陈皮。在临床应用上，一般认为青皮药性较猛，偏于疏肝破气，消积化滞；陈皮药性较缓，偏于健脾行气，燥湿化痰。故凡肝气郁结，胸胁疼痛，乳胀，疝气及食积腹胀等症，当用青皮；而脾失健运，胸腹胀闷及咳嗽多痰等症，则用陈皮。但由于肝气为病多影响脾胃，如肝胃不和，见胸胁疼痛、胃脘胀痛等症时，则青皮、陈皮又可配合同用，本方即两药同用，以加强君药两姜的温中化痰功用。

总之，本方配伍，虽没有大量止咳化痰药，但两姜温中，两皮理气，确有温中化痰的功用。

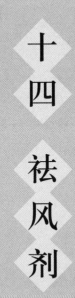

十四　祛风剂

川芎茶调散

【组成】

薄荷叶不见火,八两(298克) 川芎 荆芥去梗,各四两(149克) 香附子炒,八两(298克,别本作细辛去芦一两) 防风去芦,一两半(56克) 白芷 羌活 甘草燚,各二两(75克)

【用法】

上件为细末,每服二钱(7克),食后清茶调下,常服清头目。

【功能】

散风邪,止头痛。

【主治】

丈夫、妇人诸风上攻,头目昏重,偏正头疼,鼻塞声重,伤风壮热,肢体烦疼,肌肉瞤动,膈热痰盛;妇人血风攻疰,太阳穴疼,但是感风气,悉皆治之。

【 按 】

川芎茶调散,疏风止痛,善治头痛。头痛的原因很多,本方所治者,为外感风邪所致。头为"清空之府""诸阳之会""精明之府",位居最高,内含脑髓,《本草纲目》称为"元神之府",五脏六腑之气血皆上会于头部,风邪外袭,循经上犯头目,阻遏清阳之气,忽见头痛目眩。《素问·太阴阳明论》说"伤于风者,上先受之",即是此意。风邪袭表,邪正相争,故见恶寒发热,鼻塞,脉浮等症。若风邪留而不去,头痛久而不愈者,其痛或偏,或正,休作无时。方中川芎,辛温芳香,味清气雄,上行头目,旁达肌肤,通行十二经脉,善行血中之气滞,素有"血中气药"之称,擅于祛风止痛,为治头痛之要药,故为君药,并以之名方;白芷香气浓烈,味辛力厚,芳香上达,善治阳明经头痛，且能升举清阳；羌活体轻气浓，长于发表，善能升举清阳，主治太阳经头痛；细辛辛温浓烈香窜，上行可透巅顶，祛风散寒止痛，升举清阳，以治少阴头痛尤宜。以上诸药相合，共收祛风止痛、升举清阳之功，为方中的主要组成部分。荆芥疏散力佳，长于祛风邪，发汗散寒之力较强；防风为风药之润剂，祛风之功较甚，尤善升举清阳；薄荷以清利头目，升举清阳为长。三者合用，增强祛风解表，升举清阳为佐药。甘草和中益气，调理诸药，使升散有度，不致耗气。原方有清茶苦寒为引经药，上清头目，利小便引热下行，亦有监制风药温燥、升散，使升中有降而为使。诸药相合，共奏祛风止痛、升举清阳之功。

本方所用药物，多为擅长祛风解表的风药，汪昂说："以巅顶之上，惟风药可到也。"对外感头痛，头风头痛而偏于风寒者较为适宜。凡久痛气虚、血虚或因肝肾不足、阳气亢盛之头痛，均非本方所宜。临床可用于感冒、偏头痛、神经性头痛、慢性鼻炎、鼻窦炎等所引起头痛属于风邪为患者。

川芎茶调散为疏散风邪，治头痛为主的方剂。若治风寒头痛，可去薄荷，加生姜、紫苏等以疏散风寒；若治风热头痛，可去细辛、羌活，加桑叶、菊花、蔓荆子、钩藤、僵蚕以疏散风热；若治少阳头痛，重用川芎，加香附、白芍，少佐柴胡等疏肝解郁，升举清阳之品；若治久痛不愈瘀血阻络者，重用川芎，酌加全蝎、僵蚕、桃仁、红花等以加强化瘀通络、搜风止痛之功。

【集解】

《医林纂要》：薄荷辛寒，轻虚上浮，上清头目去风热，旁搜皮肤之湿热，中去肝胆之壅热，下除肠胞之血热，此用以为君药，所谓风淫于内，治以辛凉也。荆芥辛苦温，上行祛头目之风，除经隧之气，去血中之郁热，以佐薄荷而为臣。芎䓖甘辛，行血中之气，排筋骨之湿，上通巅顶，下彻血海，以祛阳明之风热。防风辛甘，缓肝补肝，以防风淫之内浸，故曰防风，其祛风不拘经络，无所不到。细辛辛温，达肾气，使上行以清耳目，主治少阴头痛。甘草以补土和中。茶叶甘苦寒，轻清上浮，能升清阳于上，而降浊阴于下，聪明耳目，开爽精神，虽非风药，而能助诸药，以散风除热，清头目。

青州白丸子

【组成】

半夏白好者，水浸洗过，七两（261克），生用　川乌头去皮、脐，生用，半两（19克）南星生，三两（112克）　白附子生，二两（75克）

【用法】

上捣罗为细末，以生绢袋盛，用井花水摆，以手揉令之出，如有滓更研，再入绢袋摆尽为度，放瓷盆中，日中晒，夜露至晓弃水，别用井花水搅又晒，至来日早再换新水搅，如此春五日，夏三日，秋七日，冬十日，去水晒干，候如玉片，研碎，以糯米粉煎粥清为丸，如绿豆大。初服五丸，加至十五丸，生姜汤下，不拘时候。如瘫缓风，以温酒下二十丸，日三服，至三日后，浴当有汗，便能舒展，服经三五日，呵欠是应。常服十粒已来，永无风疾膈壅之患。小儿惊风，薄荷汤下两三丸。

【功能】

逐风痰，定痛。

【主治】

男子、妇人半身不遂，手足顽麻，口眼㖞斜，痰涎壅塞，及一切风，他药所不能疗者。小儿惊风、大人头风、洗头风、妇人血风，并宜服之。

【按】

青州白丸子的主证，系风寒湿邪或痰湿瘀血留滞经络，以寒痰为主，风邪直中经络脏腑，以致气血不得宣通，营卫失其流畅，故见手足顽麻，口眼㖞斜，肢体挛痛，关节伸屈不利，半身不遂等症。治宜祛风、温经、化痰、活血兼顾。《素问·至真要大论》说："留者攻之""逸者行之。"是方以半夏用量最大，燥湿化痰，尤为属寒者在所必用；其化痰以脾不化湿，聚而为痰者为主，因其性温燥，能散能通，能祛经络之风痰而解痉挛，是为君药。南星苦辛温，入肝、脾、肺经，主要功效燥湿化痰，祛风解痉，前人说它"治痰功同半夏"。然半夏虽亦辛散，专理脾经湿痰，南星辛散之力胜过半夏，专主经络风痰，是为臣药，配合君药加强了祛风化痰通经活络之力，以治风疾壅盛，呕吐涎沫，口眼㖞斜等症。白附子辛温，辛能散，温能通，主以祛风痰，逐寒湿，故可用于中风痰壅之证，协助天南星、半夏祛风痰、化寒湿。川乌为乌头的块根，有祛风湿散寒止痛的功效。方中用生川乌头，即乌头未经炮制者，其药理作用功同制川乌，而毒性更大，外用以散寒止痛见长。四药合用，祛风化痰、舒挛定痛。

古人制方，此四药均言生用，生用毒性剧烈，但观其用法所述，已用清水反复漂洗过，并经日晒夜露 5~10 日，实际上已杀其毒，似是炮制之一法。

【集解】

《中风斠诠》：喻嘉言曰，此方治风痰之上药，然虽经制炼，温性犹存，热痰迷窍，非所宜施。寿颐按，此方本用青州范公泉之水澄粉，故方以地名，如阿胶之类，取水性之沉重者，以开痰降浊。乌、附、星、夏，皆用其生，而澄浸去毒，又是制炼之一法，然本性犹存，诚如俞嘉言之论，要知制方之意，必为阴霾猝乘，真阳欲亡者，立法犹之三生饮，而其毒稍减，其性较和。虽曰专治风痰，须知风非外风，而痰是寒痰，本非通治热痰之剂，用生姜汤下者，仍是为星、夏、乌、附解毒之计，初非欲以疏泄外感风寒；若曰瘫痪，酒下，则苟是肝阳，温以济温，殊非良法；而小儿惊风，尤多热痰上壅，已非所宜，乃用薄荷汤下，是又以为外感之风，而欲其疏泄。甚非立方之旨，惟中风虚寒之慢脾风，其痰上塞，自可用之，然更取薄荷泄散，以为导引，亦是未妥。凡用古方，皆宜细心探讨，自有权衡，不可人云亦云、囫囵吞枣。

活络丹

【组成】

川乌炮，去皮、脐　草乌炮去皮、脐　地龙去土　天南星炮，各六两（224克）
乳香研　没药研，各二两二钱（81克）

【用法】

上为细末，入研药和匀，酒、面糊为丸，如梧桐子大，每服二十丸，空心、日午冷酒送下，荆芥茶下亦得。

【功能】

祛痰化瘀，除湿止痛。

【主治】

丈夫元脏气虚，妇人脾血久冷，诸般风邪湿毒之气，留滞经络，流注脚手，筋脉挛拳，或发赤肿，行步艰辛，腰腿沉重，脚心吊痛，及上冲腹胁膨胀，胸膈痞闷，不思饮食，冲心闷乱，及一切痛风走注，浑身疼痛。

【按】

本方是一个抗风湿镇痛剂，也是治疗痰瘀互结的代表性方剂。活络丹现在通称小活络丹、小活络丸。但用药物略有差异，本方用的是炮天南星，而小活络丹、丸，则是用的胆星。由于风寒湿邪或痰湿瘀血留滞经络，以致气血不得宣通，营卫失其流畅，故见肢体挛痛，手足不仁，关节伸屈不利等症。《素问·至真要大论》说："留者攻之""逸者行之"。本方祛风湿与化痰、活血三者兼顾，所以能解痉舒挛而止疼痛。川乌、草乌均为辛热之品，功能祛风除湿，温通经络，具有较强的止痛作用，是为君药。天南星也是辛热之品，有小毒，能化痰散结，祛风燥湿，亦有止痛的效果，用为臣药，佐以乳香、没药行气活血，以化络中之瘀血，使气血流畅。地龙，善通经脉，既能祛痰，又能止痉挛，是治疗中风以后经脉之间气血不通的要药，经脉不通，必然有血流不畅，津液不能布行，蓄积而成顽痰死血，故有局部固定的疼痛，地龙为活络之良品，功能通经活络，并加陈酒以助药势，可引诸药直达病所，为使药。合而用之，则风寒湿邪与痰浊、瘀血均能祛除，使经络得通，诸症乃愈。

本方药力颇峻，宜于体实气壮者，阴虚有热及孕妇慎用。小活络丹是治疗痰瘀互结的代表性方剂，除了用于风湿痹痛和中风后的半身不遂外，近年用于治疗肩关节周围炎，还有人在治疗痹证的同时也治好了胃脘痛。药理学研究证明该方镇痛、镇静作用明显；研究还发现本品毒性虽然较大，但分析表明，本品在体内吸收、分布快，消除则慢，提示易于蓄积，但其镇痛的药效成分分布和消除半衰期均大于毒性成分，即毒性成分衰减快而镇痛作用持久。值得注意的是，服用时间长了，可能引发高血压。

【集解】

1.《济阴纲目》：此足太阳、厥阴药也，吴鹤皋曰：胆南星之辛烈，所以燥湿痰，二乌辛热，所以散寒湿，蚯蚓湿土所生，欲其引乌、星直达湿痰所结之处，《大易》所谓同气相求也。风邪注于肢节，久则血脉凝聚不行，故用乳香、没药以消瘀血。

2.《成方便读》张秉成：夫风之中于经也，留而不去，则与络中之津液气血混合不分，由是卫气失其常道，络中之血亦凝而不行，络中之津液即结而为痰，经络中一有湿痰死血，即不仁且不用，腿臂间痛所由来也。然治络一法较治脏治腑为难，非汤剂可以荡涤，必须用峻利之品，为丸以搜逐之。故以川乌、草乌直达病所，通行经络，散风邪，逐寒湿，而胆星随其所到之处，建祛风豁痰之功。乳、没芳香通络，活血行瘀。蚯蚓之蠕动善穿，用为引导。用酒丸、酒下，虽欲其缓，而仍欲其行也。

细辛散

【组成】

红椒去目炒 鹤虱 牙皂 荜茇古方治牙疼为要药 缩砂去壳,各半两(19克)
荆芥去梗 细辛去苗,各二两(37克) 白芷 草乌各二两(75克)

【用法】

上捣为细末,每用少许,于痛处擦之,有涎吐出,不得咽,少时用温水漱口,频频擦之,立有神效。

【功能】

祛风止痛。

【主治】

风蚛牙疼,牙龈宣烂,牙齿摇动,腮颔浮肿,皆能治之。

【按】

细辛散功效是祛风止痛,专治蚛牙疼,以散剂擦于痛处,止痛立效。方中细辛、荆芥、白芷祛风解表,发散风寒,芳香通窍,消肿止痛。细辛入少阴经,能够祛在里、在下的寒水之痰,辛散的力量非常强,而它本身又是辛热之品,特点是能发散水中之寒,往往把这个理解为少阴肾,寒是无形之邪,水是有形之邪,无形之邪依附于有形之中,配伍川椒、荜茇,主要用来温脾阳、暖肺气,齿为肾之余,细辛有助于祛水饮,止牙疼。砂仁辛香性温,化湿醒脾,行气宽中,与川乌相伍,增强温中散寒、止痛之效。鹤虱是天名精或野胡萝卜的果实,两种都入药用,《中国药典》收载者为天名精,有小毒,功专杀虫,止疼效果也很好。皂角,祛痰开窍,引诸药上行,直达病所,共奏祛风止痛之效。

笔者曾按此方比例配伍,对于牙龈肿痛,牙齿动摇,受风加重者,取药粉

2克，擦于患牙，口内涎水，忍耐几分钟后吐出，再用温水漱口，牙疼可缓解。

【集解】

《医略六书》：牙蛀，本厥阴风化之气生虫蚀牙，而齿不坚牢，故齿骨损坏焉。荆芥疏血中之风，细辛散少阴之风，白芷散风燥湿，川椒温中杀虫，牙皂通窍杀虫，鹤虱祛湿杀虫，荜茇暖胃逐虫，砂仁理气开胃也。为散擦牙，使风虫消化，则齿日肃清，而齿骨坚固。

牛黄清心丸

【组成】

白芍药　麦门冬去心　黄芩　当归去苗　防风去苗　白术各一两半（56克）柴胡　桔梗　芎劳　白茯苓去皮　杏仁去皮、尖、双仁，麸炒黄，别研，各一两二钱半（46克）　神曲研　蒲黄炒　人参去芦各二两半（93克）　羚羊角末　麝香研　龙脑研，各一两（37克）　肉桂去粗皮　大豆黄卷碎炒　阿胶碎炒各一两七钱半（65克）　白蔹干姜炮，各七钱半（28克）　牛黄研，一两二钱（44克）　犀角末二两（75克）　雄黄研，飞，八钱（30克）　干山药七两（261克）　甘草锉、炒五两（186克）　金箔一千二百箔，内四百箔为衣　大枣一百枚，蒸熟，去皮、核，研成膏

【用法】

上除枣、杏仁、金箔、二角末及牛黄、麝香、雄黄、龙脑四味外，为细末，入余药和匀，用炼蜜与枣膏为丸，每两作一十丸，用金箔为衣，每服一丸，温水化下，食后服之。小儿惊痫，即酌度多少，以竹叶汤温温化下。

【功能】

益气血，调脾胃，息风化痰。

【主治】

诸风，缓纵不遂，语言謇涩，心怔健忘，恍惚去来，头目眩冒，胸中烦郁，痰涎壅塞，精神昏愦。又治心气不足，神志不定，惊恐怕怖，悲忧惨戚，虚烦不睡，喜怒无时，或发狂癫，神情昏乱。

【按】

中成药里牛黄清心丸有多个不同配方，本方习称局方牛黄清心丸，是一首补虚泻实的方子。虚是气血阴阳诸不足，实是痰热毒盛壅滞上焦。临证多见心

气不足，神志不定，虚烦易怒，睡眠不实，胸中烦郁，痰涎壅塞，头昏目眩，精神错愦。本方调补气血，镇惊安神，化痰息风，清热利湿。方以人参、白术、茯苓、甘草、神曲为四君子加味，益气补中，健脾养胃。当归、白芍、川芎、山药、大枣，为四物汤加减，补血调血，滋阴养血。阿胶、蒲黄，补血滋阴润燥，固凝血络，有显著的止血效果。阿胶配黄芩，滋阴清热。桔梗、杏仁宣肺降气、止咳化痰。肉桂、干姜，温脾胃，壮元阳。柴胡、防风、大豆黄卷宣透风邪，清热利湿。黄芩配白蔹，清热解毒，清痈肿。牛黄、麝香、龙脑、羚羊角、犀角、金箔、雄黄，芳香开窍，镇惊息风，活血散瘀，化痰清心。共奏镇惊安神、化痰息风之效。

牛黄为病牛胆囊结石，货源极少，现除天然牛黄外，尚有两种胆囊内培植和人工合成的牛黄，后者由牛胆汁或猪胆汁加工而成，临床应用功效与天然牛黄相似。

【集解】

1.《续医说》：《和剂局方》皆名医所集，可谓精矣，其间差舛者亦有之。且如牛黄清心丸一方，用药二十九味，药性寒热交错，殊不可晓。昔见老医云，此方只是黄芩、麝香、龙脑、羚羊角、牛黄、犀角、雄黄、金箔九味而已。自干山药以后二十一味乃《局方》补虚门中山芋丸，当时不知何故，误作一方。以上载周密《癸辛杂志》，余始得此说，甚未以为然，及考诸方书，果信二方之合而为一也。

2.《古方选注》：喻嘉言《治中风门》云：热阻关窍，汤剂中调入牛黄清心丸。但古有数方，其义各别，若治温邪内陷胞络神昏者，惟万氏之方为妙。盖温热入于心胞络，邪在里矣，草木之香仅能达表，不能透里，必借牛黄幽香物性，乃能内透胞络，与神明相合，然尤在佐使之品配合咸宜。万氏用芩、连、山栀以泻心火，郁金以通心气，辰砂以镇心神，合之牛黄相使之妙，是丸调入犀角、羚羊角、金汁、甘草或人中黄、连翘、薄荷等汤剂中，定建奇功。

省风汤

【组成】

防风去芦　南星生用，各四两（149克）　半夏白好者，水浸洗，生用　黄芩去粗皮
甘草生用，各二两（75克）

【用法】

上㕮咀，每服四大钱（15克），水二大盏，生姜十片，煎至一中盏，去滓温服，
不拘时候。

【功能】

祛风化痰。

【主治】

卒急中风，口噤，全不能言，口眼㖞斜，筋脉挛急，抽搐疼痛，风盛痰实，旋
晕僵仆，头目眩重，胸膈烦满，左瘫右痪，手足麻痹，骨节烦疼，步履艰辛，恍惚
不定，神志昏愦，应一切风证可予服之。

【按】

省风汤是一首祛风化痰的方子，本方证为风痰阻于头面经络而设。足阳明
之脉挟口环唇，足太阳之脉起于目内眦。阳明内蓄痰浊，太阳外中于风，风痰
阻于头面经络，则经隧不利，筋肉失养，故不用而缓。无邪之处，气血尚能运
行，相对而急，缓者为急者牵引，故口眼㖞斜。治法宜祛风痰、通经络、止痉
挛，使风去痰消，经络通畅，则病证可愈。方中天南星苦温辛烈，善能开泄，
前人说它"治痰功同半夏"，然半夏虽亦辛散，专理脾胃湿痰，且能止呕；
南星辛散之力胜过半夏，专主经络风痰，一般多属风痰、湿痰入于经络所引起
的症候，如中风麻痹，口噤身强，筋脉拘挛，以及惊痫，破伤风等。半夏体滑

性燥，能走能散，能燥能润，它既能燥湿化痰，又能降逆止呕、散结消痞，还可治疗痰湿内阻寒热互结诸证。南星、半夏相伍，加强了祛风化痰、解痉通络之效为君。防风浮而升，为祛风之圣药，性温而润，善走上焦，以治上焦之风邪，又能走气分，偏于祛周身之风，且能胜湿。与南星相伍，辛散祛风之力加强，善于祛头面经络之风痰。黄芩苦能燥湿，寒能清热，为清热燥湿、泄火解毒之品，体轻主浮，又善清上焦肺火。黄芩与防风伍用，防风主表，黄芩主里，一表一里，两药合用，祛风清里，并能缓解星夏之温燥，是辅佐之意。甘草解毒，调和诸药为使。全方共奏祛风化痰、止痉之效。

十五 驱虫剂

肥儿丸

【组成】

神曲炒　黄连去须，各十两（373克）　肉豆蔻面裹煨　使君子去皮　麦蘖炒，各五两（186克）　槟榔不见火，细锉，晒，二十个　木香二两（75克）

【用法】

上为细末，猪胆为丸，如粟米大，每服三十丸，量岁数加减，熟水下，空心服。一方用黄连、神曲、使君子各一两（37克），槟榔、肉豆蔻各半两（19克），木香二钱（7克），面糊丸如萝卜子大，熟水吞下。

【功能】

杀虫消积，健脾清热。

【主治】

小儿疳病者，多因缺乳，食吃太早所致，或因久患脏腑，胃虚虫动，日渐羸瘦，腹大发竖，不能行步，面黄口臭发热，面无精神，此药杀虫进食。

【按】

肥儿丸证是由虫积成疳，脾虚胃热，故见体瘦腹胀，发热口臭，大便稀薄等症。本方是个很平和的药，适宜于小儿虫积的方剂，还能止泻，效果良好。方中使君子、槟榔驱虫、杀虫，肉豆蔻温中涩肠止泻，合用为温中止泻杀虫的君药。神曲、麦芽，健脾和中，配木香理气定痛为佐。黄连厚肠胃、清郁热，更用胆汁协同为使，全方乃成健脾消积、清热、杀虫之刘。

集效丸

【组成】

大黄锉，炒十五两（559克）　木香不见火　槟榔　附子炮，去皮、脐　诃黎勒煨，去核，酒浸、焙干　羌活炒、研（一本作芜荑）　鹤虱炒　干姜炮，各十两半（392克）

【用法】

上为末，炼蜜为丸，如梧桐子大，每服三十丸，食前橘皮汤下，妇人醋汤下。

【功能】

安蛔杀虫。

【主治】

因脏腑虚弱，或多食甘肥，致蛔虫动作，心腹搅痛，发作肿聚，往来上下，痛有休止，腹中烦热，口吐涎沫，即是蛔咬，宜服此药。若积年不差，服之亦愈。又疗下部有虫，生痔痒痛。

【按】

集效丸是一首安蛔杀虫的方子，因脏腑虚弱，或多食甘肥，致蛔虫动作。蛔虫寄生肠内，因胃热肠寒，亦即所谓上热下寒而致扰动不安，故见心腹搅痛，腹中烦热，口吐涎沫，时发时止，是因虫动则发，虫伏则止，故多起伏不定。腹痛加剧时，则阴阳之气不相顺接，乃致手足厥冷。本方以寒热并用，温脏安蛔为法。方中重用大黄，苦能下蛔，寒能清热，入血分，其性沉降下行，攻积导滞，泻下诸虫为君药，配专能驱杀蛔虫、绦虫、姜片虫、蛲虫的广谱驱虫药槟榔、鹤虱，和行气止痛的木香以增强泻下驱虫之力，为佐。附子、干姜能温脏，诃黎勒苦酸涩而安蛔，共成寒热并用、温脏安蛔之剂。原书中羌活一药有谓是用芜荑者，若然，则更好理解了，暂做存疑。

化虫丸

【组成】

胡粉炒　鹤虱去土　槟榔　苦楝根去浮皮，各五十两（1 864克）　白矾枯，十二两半（446克）

【用法】

上为末，以面糊为丸，如麻子大，一岁儿服五丸，温浆水入生麻油一两点，调匀下之，温米饮下亦得，不拘时候。其虫细小者皆化为水，大者自下。

【功能】

驱杀肠中诸虫。

【主治】

小儿疾病多有诸虫，或因脏腑虚弱而动，或因食甘肥而动，其动则腹中疼痛，发作肿聚，往来上下，痛无休止，亦攻心痛，叫哭合眼，仰身扑手，心神闷乱，呕哕涎沫，或吐清水，四肢羸困，面色青黄，饮食虽进，不生肌肤，或寒或热，沉沉嘿嘿。不得知病之去处，其虫不疗，则子母相生，无有休止，长一尺则害人。

【按】

过去卫生条件差，儿病多有诸虫。化虫丸主治肠中诸虫，肠中有虫，每由脏腑寒热错杂而使虫不安位，因虫动而腹痛阵作，胃失和降则呕吐清水或蛔虫。方中鹤虱苦辛平，有小毒，能驱杀蛔虫。苦楝根皮苦寒有毒，其杀虫之力较楝实强烈，既可驱杀蛔虫，又可缓解腹痛。槟榔能驱诸虫，且借其行气缓泻之功而排出虫体。枯矾酸寒有收涩性，能解毒伏虫。铅粉有毒，性能化虫，关于虫化为水，或不可能。但从临床实际观察，这个观点似也有根据，如有的患儿虫积症状明显，但用驱虫药后虽未见虫体随便出来，临床症状全部消失了，故前人说是"虫化为水了"。

全方诸药，尽属驱虫之品，效专力雄。现代除常用本方驱杀蛔虫外，并用以驱杀蛲虫、绦虫、囊虫、姜片虫等多种病，故为治疗肠道诸虫之通用剂。但药性强烈且具毒性，特别是胡粉使用时当适可而止。服药后应调补脾胃，恢复元气。若虫未尽，可间隔一周再服。

【集解】

《医方集解》：肠胃之中，无物不容，所以变生诸虫，缘正气虚衰，或误食生虫之物，或湿热、蒸郁而成。又云：此手足阳明药也。数药皆杀虫之品也。单用尚可治之，类萃为丸，而虫焉有不死者乎？

索引一　方名索引（按汉语拼音排序）

索引二 方名索引（按笔画排序）